Índice de contenido

Introducción

Las plantas medicinales han acompañado a la humanidad desde el principio de los tiempos.

Todas las civilizaciones y culturas han hecho uso de ellas, para tratar enfermedades y aliviar síntomas de forma natural o como único medio disponible.

En la actualidad las plantas medicinales se siguen estudiando, descubriendo nuevas especies y propiedades.

Esta obra es una guía para obtener información de las plantas medicinales más comunes y fácilmente disponibles.

Esta es la **edición solo texto**, existe una **edición fotográfica**, también disponible en Amazon.

Pedro Moreiro López

Cultivo y cuidado de las plantas medicinales

En este artículo vamos a tratar el cultivo y cuidado de las plantas medicinales, para que podamos disponer de ellas y tengamos siempre plantas frescas a mano.

Para ello vamos a ver unos casos prácticos con plantas bien conocidas y fáciles de conseguir en cualquier país.

1. Seco y soleado

Para crear nuestro huerto con este tipo de plantas, vamos a necesitar **romero, tomillo, salvia** y **lavanda**.

Aunque puedes intentarlo con semillas o esquejes, por mi experiencia personal, eso es algo más complicado, y no es el objetivo de este artículo.

La manera más rápida, cómoda y práctica, es comprando plantitas de un vivero o mercado. Compra 2 de cada una para llenar bien el espacio.

- En el terreno donde vayas a plantar (soleado), mide 1 metro cuadrado.

- Cava por igual hasta una profundidad de 25 centímetros.

- De esos 25 centímetros, rellena 5 de piedritas o grava, para facilitar el drenaje del exceso de agua.

- Echa un poco de tierra y coloca las plantas de forma decorativa.

- Echa el resto de la tierra igualando y apretando bien.

- Decora con piedras de jardín y rocas, para que te quede algo parecido a la foto de arriba.

- Riega abundantemente para que las plantas se asienten en su lugar.

La ventaja de este tipo de plantas es que no necesitan excesivos cuidados.

Solamente quitar las hojas y ramas muertas que vayan teniendo a lo largo del tiempo.

En cuanto al riego, en la estación cálida, con regarlas en días alternos es suficiente. En la estación fría, 2 veces a la semana está bien.

2. Semisombra y húmedo

Para este tipo de huerto vamos a escoger a la hierbabuena, albahaca y orégano.

La preparación del terreno es igual que para el caso anterior, solo que en este caso debes escoger uno en sombra o semisombra, y comprar un saco de sustrato para rellenar.

Estas plantas si son un poco más delicadas, por lo que habrá que ir eliminando hojas y ramas muertas, así como las malas hierbas que salgan.

También hay que estar pendiente de pulgones y otro parásitos. La idea es no usar pesticidas ni productos químicos.

Se pueden regar a diario en la época de calor y en días alternos cuando haga frío.

3. Hierbas

Estas plantas medicinales son ideales para tenerlas en maceta en la ventana de la cocina, por ejemplo.

En este grupo entrarían el **perejil** y el **cilantro**, entre otras.

Puedes comprar semillas en cualquier sitio especializado o de jardinería.

Son de crecimiento rápido y es muy práctico tenerlas en la cocina para usarlas como condimento, además de su utilidad medicinal.

Riégalas en días alternos, y puedes dejar que algunas ramas florezcan y echen fruto, para disponer nuevamente de semillas.

Observaciones

Estas plantas son solo un ejemplo de las que se pueden cultivar en casa o en un pequeño terreno.

Si no dispones de un terreno, igualmente se pueden plantar en macetas, pero teniendo en cuenta las recomendaciones de sol y riego para cada una.

Cómo secar y conservar las plantas medicinales

Las plantas medicinales se obtienen a día de hoy en su mayor parte de cultivos alrededor del mundo.

Pero todavía existen regiones en donde es posible encontrar plantas medicinales silvestres.

Antes de lanzarse al campo a buscar, es importante informarse de si existe alguna ley que prohíba recolectarlas o están en peligro de extinción en esa zona.

Lo ideal sería disponer de un huertito con nuestras propias plantas, y si no es posible, al menos unas macetas con las que más nos gusten.

Recolección

Por puro sentido común, y también por cuestiones de ética, no debemos arrancar o cortar las plantas silvestres enteras. Eso queda reservado a las plantas cultivadas. Lo recomendable es cortar una flor de una planta, unas ramitas de otra y así. De esta manera, otras personas podrán disfrutar de esas plantas y nosotros mismos al año siguiente.

El mejor momento para recolectar las plantas medicinales es un poco relativo. Depende de en qué parte del mundo nos encontremos, del clima y qué parte de la planta se utiliza.

Como norma general, durante la floración es cuando mayor cantidad de principios activos contienen. Es pues el tiempo para cortas las flores, hojas o la planta al completo.

Cuando necesitemos la raíz, hay que esperar al segundo año de edad de dicha planta para que sea más efectiva. Cortar las raíces en otoño.

Para las plantas en las que la parte útil sea la corteza, esperaremos a que llegue la primavera para cortar un trozo, cuidando de no dañarlas.

El fruto, como es obvio, cuando esté disponible.

Secado

Aquí igual hay que hacer una distinción dependiendo de la parte a secar.

Flores, hojas o planta completa: Se atan en un manojo y se cuelgan boca abajo en una cuerda de las de tender ropa, como se ve en la imagen de arriba. El lugar debe tener buena ventilación y estar a la sombra. Dejarlas secar de 3 a 4 semanas. Ejemplos de flores serían las de manzanilla y saúco, hojas de albahaca y rooibos, y plantas completas de dulcamara y matricaria.

Raíces (eleuterococo, helenio), cortezas (mahonia, lapacho) y frutos (lino, sabal). Si pudiéramos disponer de 2 marcos de madera iguales con malla metálica o tela de algodón, sería perfecto. Se cortan las raíces en láminas, las cortezas en trozos pequeños y los frutos se dejan enteros. Se colocan en uno de los marcos y se tapan con el otro. Durante 1 mes en lugar ventilado y a la sombra.

Conservación

Cuando estemos seguros de que las plantas se han secado por completo, podemos proceder al envasado. Para ello nos serviremos de frascos de cristal de mermelada o similares, perfectamente limpios y secos.

1. Se introduce poco a poco la planta, apretando ligeramente para sacar parte del aire, pero que quede suelta. Llenarla hasta el borde y poner la tapa.

2. Guarda los frascos en la parte baja de los armarios de cocina o despensa que es la zona más fresca. Si no hay puerta para que estén en la oscuridad, tápalos con un trapo o caja de cartón.

Observaciones

En general, las plantas medicinales bien conservadas mantienen sus propiedades durante 1 año. Pasado ese tiempo, es preferible tirarlas y recolectar otras frescas.

El poder preventivo de la fitoterapia

El uso más conocido de las plantas medicinales es como alternativa a los medicamentos químicos, ya que tienen menos efectos secundarios y no dejan residuos en el organismo.

Pero el verdadero valor de la fitoterapia reside en la prevención de enfermedades.

Obviamente complementando a una dieta equilibrada y ejercicio físico suficiente.

Las siguientes plantas medicinales consumidas regularmente contribuyen a mantener el cuerpo sano y retrasar el envejecimiento.

1. Limón

El jugo del limón es remineralizante, alcalinizante, antiviral, antifúngico y estimulante, entre otras propiedades. Aporta vitamina C, esencial en la prevención de gripes y resfriados.

La forma ideal de tomarlo sería por la mañana en ayunas. Calienta 1/4 de litro de agua, y cuando esté tibia, agrega el jugo de medio limón grande o de 1 entero de lo pequeños. Bébelo de un trago.

Es importante no comer ni cepillarse los dientes hasta pasada media hora, de lo contrario se dañaría el esmalte dental.

2. Eucalipto

El eucalipto limpia las vías respiratorias y previene de enfermedades pulmonares.

Una infusión de hojas de eucalipto antes de dormir, favorece el sueño reparador y la oxigenación de todo el organismo.

3. Boldo

El hígado es un órgano que trabaja permanentemente limpiando la sangre de sustancias tóxicas, por citar una de sus múltiples funciones.

Aquí es donde el consumo de boldo en infusión o en forma de suplemento puede ayudar, acelerando la eliminación de toxinas y en especial del ácido úrico, deshecho de los procesos metabólicos.

Previene la hiperuricemia, gota y la formación de piedras en el riñón.

4. Apio

El apio es diurético, remineralizante, alcalinizante, desintoxicante y depurativo.

Es preferible la variedad de tallo verde por contener más minerales y clorofila.

Se puede comer en ensalada o extraer el jugo para tomarlo en ayunas.

Evita consumir el apio por la noche, de lo contrario no podrás dormir por la constante necesidad de orinar.

5. Té verde

Las propiedades más importantes del té son antioxidante, estimulante, anticaries, anticancerígeno y desintoxicante.

Se hierve una taza de agua y se añade una cucharadita de té verde. Dejar reposar 5 minutos y tornar media hora antes de las comidas.

No es recomendable tomarlo más allá del mediodía, para no interferir en el sueño nocturno.

6. Ajo

El ajo es una de las plantas medicinales imprescindibles que no debe faltar en la despensa.

Es anticoagulante, baja los niveles de colesterol y triglicéridos, antioxidante, expectorante y es considerado corno el antibiótico natural por excelencia.

Para obtener todos sus beneficios es necesario consumido crudo o en preparados equivalentes, ya que cocinado pierde prácticamente todo su valor.

Previene las enfermedades coronarias, gripe, resfriado y varices.

7. Tomillo

El poder antioxidante del tomillo es mayor que la mayoría de preparados comerciales que aseguran tener esa propiedad.

Es además antifúngico, expectorante, antiviral, antibacteriano y estimulante.

Es preventivo de enfermedades pulmonares, infecciosas, acné, candidiasis y retrasa el envejecimiento.

Calienta una taza de agua y agrega una cucharadita de tomillo. Deja reposar 10 minutos. 1 o 2 tazas al día.

Observaciones

No es necesario usar todas estas plantas en un mismo día, es suficiente con ir alternándolas durante la semana como más apetezca. Es bueno cuidarse disfrutando, sin obsesiones.

10 maneras de usar las plantas medicinales

Aunque la infusión sea la manera más extendida de tomar plantas medicinales, existen muchas diferentes, algunas tradicionales y otras de reciente implantación.

Dependiendo del efecto deseado y de los principios activos que contenga la planta, elegiremos la más conveniente.

Estas son las principales.

1. Infusión

Sin duda la más conocida a nivel mundial. El té es la bebida natural más consumida después del agua en todo el mundo, y se prepara en infusión.

Calienta agua hasta que hierva, retírala del fuego y agrega 1 a 2 cucharaditas de la planta. Tápalo y deja reposar de 5 a 10 minutos.

Se preparan en infusión, por ejemplo, la manzanilla, menta, tila y cualquier planta cuya presentación sea en sobres individuales.

2. Maceración

La maceración consiste en poner en remojo la planta medicinal en cuestión, durante el tiempo conveniente.

Este método es de los menos usados en fitoterapia, aunque sí es una buena manera de extraer los mucílagos de ciertas plantas.

De esta manera se forma un gel indicado para los casos de estreñimiento y hemorroides.

Las más conocidas son las semillas de lino, chía e ispágula.

3. Decocción

Como su propio nombre indica, este método consiste en cocer la parte de la planta en agua.

Normalmente, de este tipo de plantas, no nos interesa tanto los principios activos, (en su mayoría volátiles), pero sí su contenido en minerales.

Ejemplos de estas plantas serían el apio, la zarzaparrilla y la cola de caballo.

4. Aceite esencial

El aceite esencial contiene todos lo principios activos de la planta en su máxima concentración.

Está totalmente desaconsejado para uso interno.

Para uso externo, se diluye en algún aceite portador, (aceite de almendras dulces, de oliva, etc), y tienen diversas propiedades: relajante, estimulante, cicatrizante, etc.

Están indicados para realizar masajes y en afecciones de la piel.

Algunas plantas de las que se obtiene aceite esencial son el romero, lavanda y tomillo.

5. Tintura

La tintura consiste en la extracción de los principios activos de la planta con alcohol o alguna bebida alcohólica.

La dosis de tintura va de unas gotas a una cucharadita disuelta en un poco de agua. Se suele tomar en ayunas.

También tiene aplicaciones en uso externo en algunos casos.

Funcionan bien en tintura la menta, el anís y el orégano.

6. Oleato

El oleato es similar a la tintura, solo que el método para extraer los principios activos, es mediante algún tipo de aceite, preferiblemente de 1ª presión en frío.

La mayor parte de oleatos se aplican en uso externo, en masajes y para tratamientos de la piel.

Puede considerarse una alternativa "casera" a la mezcla de aceite esencial + aceite portador, aunque menos concentrado.

Buenas plantas en oleato son la caléndula, manzanilla y árnica.

7. Aceite de 1ª presión en frío

Consiste en la extracción de la porción grasa de la planta exclusivamente por prensado, sin calentar la materia prima.

De esta forma se conservan la mayor parte de sus propiedades, vitaminas, antioxidantes y enzimas.

Esto es particularmente importante para los aceites comestibles, pero también es un beneficio para los de uso cosmético.

Plantas con alto contenido en aceite son el **girasol**, la **rosa mosqueta** y las **almendras dulces**.

8. Cápsulas

En esta presentación suelen incluirse plantas que tienen mal olor o sabor, que haría desagradable su ingestión directa, aunque una vez en el estómago, las cápsulas se disuelven rápidamente, liberando su contenido.

En esta categoría estarían la **valeriana**, **diente de león** y **cúrcuma**.

9. Comprimidos

Contrariamente a las cápsulas, en esta presentación se incluyen plantas cuyo sabor u olor no representa un problema.

Curiosamente, las plantas más usadas en el formato de comprimido, son aquellas altas en nutrientes, también conocidas como superalimentos.

Ejemplos de estas son el alga **chlorella**, la **alfalfa** y la **ortiga**.

10. Gotas

Y por último, están los extractos acuosos, alcohólicos, hidroalcohólicos y de otros solventes orgánicos, que contienen los principios activos de la planta en formato líquido.

Las dosis suelen ser de 20 gotas o 1 mililitro del preparado.

Los más demandados son los preparados compuestos de varias plantas y con un fin específico, por ejemplo, gotas adelgazantes, gotas diuréticas, etc.

Abedul

El abedul es un árbol caducifolio del género Betula. Es la especie más extendida en Europa, aunque en la parte meridional se encuentra solamente en las zonas más altas.

También se extiende por el sudoeste de Asia, de donde es originario.

Tronco delgado, corteza de un blanco puro característico, que en la base del tronco se oscurece y agrieta con la edad.

Las hojas miden unos 6 cm, de los cuales 1/3 es el peciolo. Florece a finales del invierno, estando los amentos masculinos ya formados en otoño.

Nombre científico: Betula pendula Roth.

Nombres comunes: Betul, bétula.

Nombres en inglés: Warty birch, silver birch.

Partes de la planta utilizadas: Hojas.

Composición: Sales minerales, flavonoides, triterpenos.

Acción farmacológica: Diurético, antiinflamatorio.

Indicaciones: Infecciones renales, cálculos renales.

Contraindicaciones: Consultar con el médico antes de utilizar el abedul.

Modo de empleo: Calentar 1/4 de litro de agua hasta que hierva y verter sobre 1 cucharadita de abedul. Dejar en infusión 10 minutos. Tomar 3 tazas al día. Como alternativa, cápsulas de extracto de abedul, de venta en dietéticas y naturistas.

Abeto

El abeto es un árbol de origen europeo, que llega a alcanzar los 50 metros de altura.

Se encuentra distribuido por zonas montañosas hasta los 2000 metros sobre el nivel del mar.

Además de ser el árbol de la navidad, tiene propiedades medicinales.

El aceite esencial y la resina son utilizadas para fabricar productos analgésicos de uso tópico.

En combinación con otras plantas similares, aumenta su eficacia contra los dolores.

Nombre científico: Abies alba Miller.

Nombres comunes: Abetuna, picea, pinabete común.

Nombres en inglés: Fir, silver fir.

Partes de la planta utilizadas: Hojas, brotes y resina.

Composición: Aceite esencial.

Acción farmacológica: Analgésico, rubefaciente.

Indicaciones: Dolor muscular, dolor articular.

Contraindicaciones: No se conocen.

Modo de empleo: Cremas y otros preparados con aceite esencial de abeto, para masajear zonas doloridas. Seguir instrucciones del producto.

Achicoria

La achicoria es una planta herbácea perenne de la familia de las asteráceas. Procede originariamente de Europa, donde se reproduce de manera silvestre en los prados y campos en barbecho, así como a la vera de los caminos. Se ha naturalizado en varias regiones de América y África. Se cultiva especialmente en el norte de Francia, Bélgica, Alemania y España.

Puede alcanzar 1 metro de altura. Muestra numerosas ramificaciones. Las hojas son basales, y las ubicadas en la parte superior del tallo se encuentran reducidas a brácteas. La floración, de julio a septiembre, da lugar a inflorescencias liguladas de color azul. La flor no se abre más que a pleno sol, y sigue la trayectoria de este igual que los girasoles. Son hermafroditas, de reproducción autógama la mayoría. La raíz es gruesa y pivotante.

Nombre científico: Cichorium intybus L.

Nombres comunes: Azapuerco, almerón, camarrojo.

Nombres en inglés: Blue daisy, wild endive.

Partes de la planta utilizadas: Raíces.

Composición: Lactona, inulina, minerales.

Acción farmacológica: Digestivo, aperitivo.

Indicaciones: Dispepsia, inapetencia.

Contraindicaciones: No utilizar achicoria en caso de padecer trastornos biliares. Puede provocar alergia en personas sensibles.

Modo de empleo: Como sustituto del café, tomar 3 tazas de achicoria tostada al día. También en preparados de venta en dietéticas.

Achiote

El achiote es un arbusto originario de zonas tropicales en centroamérica y sudamérica. Llega a alcanzar con facilidad los 4 metros de altura y tiene una ramificación abundante. Los frutos son vainas que contienen una buena cantidad de semillas rojizas.

Desde tiempos prehispánicos se han venido utilizando las semillas como condimento, planta medicinal y colorante, especialmente por las tribus amazónicas que aun a día de hoy se pintan el cuerpo con ellas. En fitoterapia tiene utilidad como hipoglucemiante y diurético en casos de retención de líquidos. Su consumo como especia también favorece el bronceado.

Nombre científico: Bixa orellana.

Nombres comunes: Onoto, urucú, anatto.

Nombres en inglés: Achiote, annatto, lipstick tree.

Partes de la planta utilizadas: Semillas.

Composición: Caroteno, taninos, mucílagos.

Acción farmacológica: Hipoglucemiante, diurético.

Indicaciones: Hiperglucemia, hidropesía, edemas.

Contraindicaciones: Ninguna conocida.

Advertencias: Evitar durante el embarazo y el periodo de lactancia.

Modo de empleo: Calentar 1 litro de agua y añadir 1 cucharada sopera de semillas de achiote. Tomar 3 tazas al día.

Aciano

El aciano es una planta originaria de Europa, aunque en la actualidad se encuentra por América y Asia, gracias a la propagación de las semillas mezcladas con otras de cereales.

Debido a que se ha considerado como mala hierba por parte de los agricultores desde la antigüedad, el uso de herbicidas ha reducido considerablemente su número.

Sus flores son de un azul cielo, y son la parte usada en fitoterapia por sus propiedades antiinflamatorias y antisépticas, especialmente para aliviar problemas oculares.

En caso de no poder conseguir aciano, se puede sustituir perfectamente por la eufrasia.

Nombre científico: Centaurea cyanus.

Nombres comunes: Ciano, azuletes, cabezudo.

Nombres en inglés: Bachelor's button, cornflower.

Partes de la planta utilizadas: Flores.

Composición: Cianina, tanino, mucílagos.

Acción farmacológica: Antiséptico, antiinflamatorio.

Indicaciones: Blefaritis, conjuntivitis.

Contraindicaciones: No se conocen.

Modo de empleo: Añadir una cucharadita de aciano a una taza de agua hervida. Dejar enfriar a temperatura ambiente. Filtrar el líquido con un filtro de los de café y realizar lavados oculares.

Agripalma

La agripalma es una planta originaria de Asia (hasta el Himalaya y Siberia) y del Norte de América. También se encuentra en toda Europa y en España en los Pirineos. Alcanza los 60-120 cm. de altura.

Desprende un olor desagradable, tiene hojas lobuladas, largamente pecioladas y pelosas, de color verde oscuro en el haz y blanquecino el envés. Las flores, que aparecen de julio a septiembre, son muy vellosas, de color púrpura rosado y están repartidas en verticilos a todo lo largo del tallo.

Nombre científico: Leonurus cardiaca L.

Nombres comunes: Cardiaca, cola de león, corazón real.

Nombres en inglés: Motherwort, lion's ear.

Partes de la planta utilizadas: La planta entera, excepto las raíces.

Composición: Alcaloides, tanino, flavonoides, aceite esencial, saponina.

Acción farmacológica: Hipotensor, antiarrítmico.

Indicaciones: Arritmia, hipertiroidismo.

Contraindicaciones: No consumir agripalma durante el embarazo y el periodo de lactancia. Consultar con el médico antes de usarla por vía interna.

Modo de empleo: Calentar 1/4 de litro de agua hasta que hierva. Añadir 2 cucharaditas de agripalma y dejar reposar 10 minutos. Tomar 3 tazas al día.

Aguacate

El aguacate es un árbol originario de México perteneciente a la familia de las lauráceas. Esta especie puede alcanzar los 20 m de altura. Las hojas, de color verde oscuro, se disponen de forma alterna a lo largo de los tallos, tienen de 12 a 25 cm de longitud. Las diminutas flores, de color amarillo verdoso, producen frutos en forma de pera que pueden ser de color verde oscuro y en ocasiones morado casi negro, dependiendo de la variedad y grado de madurez. Su tamaño, aunque dependiendo de la variedad, es de unos 7 a 20 cm de largo y su diámetro máximo de unos 6 cm, con una gran semilla central.

Nombre científico: Persea americana Miller.

Nombres comunes: Avocado, palta, cura.

Nombres en inglés: Avocado, alligator pear.

Partes de la planta utilizadas: Frutos.

Composición: Ácidos grasos, triterpenos, vitaminas.

Acción farmacológica: Analgésico, antiinflamatorio, emoliente.

Indicaciones: Artrosis, problemas cutáneos.

Contraindicaciones: No se conocen.

Advertencias: Consultar con el médico si se está tomando otra medicación antes de usar el insaponificable de aguacate.

Modo de empleo: Uso interno - Para la artrosis existen preparados de insaponificable de aguacate y soja.

Uso externo - Por otro lado hay multitud de cremas con aceite de aguacate, especialmente para tratar pieles secas.

Ajenjo

El ajenjo es una planta herbácea medicinal de la familia de las asteráceas. Conocida desde muy antiguo ya por los egipcios. Sus raíces son perennes, se seca en invierno y florece cuando llega el buen tiempo, es de tallo firme, rondoso, hasta algunas veces leñoso.

Las hojas son de color blanquecino de ambos lados, debido a un vello canoso que le sale a la planta. Las flores son de color amarillo de 3 a 5 mm de diámetro y salen entre julio y septiembre. Como esta planta ha sido muy cultivada antaño, se pueden encontrar espontáneamente grandes superficies de esta especie.

Nombre científico: Artemisia absinthium L.

Nombres comunes: Artemisa, gazapote, hierba santa.

Nombres en inglés: Wormwood, absinthe.

Partes de la planta utilizadas: Hojas y flores.

Composición: Aceite esencial, flavonoides, lactonas, tanino.

Acción farmacológica: Espasmolítico, carminativo, digestivo, aperitivo.

Indicaciones: Flatulencia, espasmos intestinales, inapetencia, dispepsia.

Contraindicaciones: No consumir ajenjo durante el embarazo y el periodo de lactancia.

Modo de empleo: El ajenjo es una planta extremadamente amarga. Solo debe utilizarse los preparados de venta en tiendas naturistas.

Ajenuz

El ajenuz o comino negro, es una planta oriunda de Asia y Oriente medio. Puede alcanzar el medio metro de altura, y posee unas vistosas flores de color azul.

Sus semillas son muy apreciadas como especia, y se puede encontrar cultivada en esas regiones y en el resto del mundo. Precisamente esas semillas, son las que tienen valor en fitoterapia.

Sus propiedades principales son sudorífica, antihistamínica y diurética, por lo que se suele recomendar para la fiebre y niveles elevados de ácido úrico.

Nombre científico: Nigella sativa.

Nombres comunes: Comino negro, neguilla, falso comino.

Nombres en inglés: Black cumin, black caraway.

Partes de la planta utilizadas: Semillas.

Composición: Aceite esencial, taninos, saponina.

Acción farmacológica: Antihistamínico, diurético, sudorífico.

Indicaciones: Fiebre, hiperuricemia, alergias.

Contraindicaciones: No consumir durante el embarazo y el periodo de lactancia.

Advertencias: Posibles molestias gástricas en personas sensibles.

Modo de empleo: Hervir una taza de agua y añadir una cucharadita de semillas. Dejar reposar 10 minutos y colar. Tomar de 2 a 3 tazas al día.

Ajo

El ajo es una hortaliza cuyo bulbo se emplea en la cocina mediterránea. Tiene un sabor fuerte y algo picante. Es una planta perenne de la familia de la cebolla. Las hojas son planas y delgadas, de hasta 30 cm de largo. Las raíces alcanzan profundidades de 50 cm o más. El bulbo forma una cabeza dividida en gajos llamados dientes. Cada cabeza puede contener de 6 a 12, envueltos en una película de color blanco o rojizo.

Nombre científico: Allium sativum L.

Nombres comunes: Ajo común, ajo blanco.

Nombres en inglés: Garlic.

Partes de la planta utilizadas: Bulbo.

Composición: Aliína, sulfuros, vitaminas, minerales, proteínas.

Acción farmacológica: Antihelmíntico, vasodilatador, antifúngico, hipolipemiante.

Indicaciones: Parásitos intestinales, hipercolesteremia, hiperlipidemia, trastornos circulatorios.

Contraindicaciones: No utilizar el ajo en caso de problemas estomacales.

Advertencias: Los componentes volátiles del ajo, se expulsan a través de la piel y los pulmones, por lo que puede resultar desagradable para personas cercanas.

Modo de empleo: Solo el ajo crudo mantiene todas sus propiedades. Dos o tres dientes de ajo al día en las comidas suelen ser suficientes.

Álamo

El álamo es un árbol de hoja caduca que alcanza de 20 a 30 metros, aunque en ocasiones puede superar esta altura. Se extiende por el sur, centro y este de Europa, centro y oeste de Asia (hasta el centro de Siberia) y norte de África.

Al haber sido cultivado y difundido desde antiguo resulta difícil precisar su área de origen, si bien no resulta aventurado situarlo entre Asia occidental y Europa oriental. Se encuentra en Escandinavia cultivado.

Requiere humedad en el suelo con renuevo del agua, por lo que suele situarse junto a cursos superficiales o sobre corrientes subterráneas poco profundas. Bastante exigente en principios nutritivos y en cuanto a la luz, no tolera bien la cubierta.

Nombre científico: Populus nigra L.

Nombres comunes: Chopo, chopera, lombardo.

Nombres en inglés: Black poplar.

Partes de la planta utilizadas: Corteza.

Composición: Tanino, salicina, flavonoides, aceite esencial.

Acción farmacológica: Analgésico, cicatrizante, antiinflamatorio.

Indicaciones: Reuma, hemorroides, afecciones de la piel, heridas.

Contraindicaciones: El álamo puede provocar irritaciones en personas de piel sensible.

Modo de empleo: Cremas y preparados de álamo, a la venta en tiendas naturistas.

Albahaca

La albahaca pertenece a la familia de las lamiáceas, es una hierba aromática anual nativa de Irán, India y otras regiones tropicales de Asia, que lleva siendo cultivada mas de 5.000 años.

Esta planta es muy sensible a las heladas. Se cultiva únicamente por semillas, que se pueden sembrar en semilleros o macetas en un invernadero a principios o mediados de la primavera.

Requiere una posición soleada, aunque en climas de veranos muy calurosos agradece algo de sombra y suelos fértiles, permeables y húmedos.

Nombre científico: Ocimum basilicum L.

Nombres comunes: Albacar, alfábega, hierba de los reyes.

Nombres en inglés: Basil, Saint-Joseph's-wort.

Partes de la planta utilizadas: Hojas.

Composición: Flavonoides, saponina, aceite esencial.

Acción farmacológica: Espasmolítico, carminativo, digestivo.

Indicaciones: Dispepsia, espasmos intestinales, flatulencia.

Contraindicaciones: No consumir albahaca durante el embarazo y el periodo de lactancia.

Modo de empleo: Calentar 1/4 litro de agua hasta hervir. Añadir 1 cucharadita de albahaca y dejar en infusión 5 minutos. Tomar 3 tazas al día.

Alcachofera

La alcachofera es una planta cultivada como alimento en climas templados. Pertenece al género de las Cynara dentro de la familia Asteraceae. Se nombra como alcachofa, tanto la parte de la planta entera, como la inflorescencia en capítulo, cabeza floral comestible. Es perenne y de hasta 150 cm de envergadura, que vuelve a brotar de la cepa todos los años, pasado el invierno, si el frío no la heló. Echa un rosetón de hojas segmentadas aunque menos divididas que las del cardo y con pocas espinas. Las hojas tienen color verde claro en el haz y en el envés están cubiertas por fibrillas blancas con aspecto pálido. Tanto el rabillo de la hoja como la vena principal tienen costillas longitudinales salientes.

Nombre científico: Cynara scolimus L.

Nombres comunes: Alcancil, morrilla, carchofa.

Nombres en inglés: Artichoke.

Partes de la planta utilizadas: Hojas.

Composición: Vitaminas, minerales, lactona, fenol, fitosterol, flavonoides.

Acción farmacológica: Hepatoprotector, hipocolesteremiante, colerético, digestivo.

Indicaciones: Dispepsia, hipercolesteremia.

Contraindicaciones: No consumir la alcachofera durante el embarazo y lactancia, ni en caso de obstrucción biliar.

Modo de empleo: Se pueden consumir las alcachofas como alimento, o en preparados de venta en farmacias y naturistas.

Alcanforero

El alcanforero es un árbol de origen asiático, llegando a alcanzar los 20 m de altura en su hábitat natural. Sus flores son diminutas teniendo en cuenta su tamaño. Son blancas y poseen 6 pétalos. Los frutos son rojos con forma de baya, y no son comestibles.

En fitoterapia se utiliza el aceite esencial extraído de la destilación de su madera, y en ocasiones también de sus hojas y ramas. Tiene como propiedad principal un efecto rubefaciente, es decir, aplicado en fricciones o masaje, activa la circulación local.

Nombre científico: Cinnamomum camphora.

Nombres comunes: Alcanfor, canfora.

Nombres en inglés: Camphor tree, camphorwood.

Partes de la planta utilizadas: Madera.

Composición: Aceite esencial, taninos.

Acción farmacológica: Rubefaciente, antiinflamatorio, analgésico.

Indicaciones: Dolores musculares, dolores articulares, problemas circulatorios.

Contraindicaciones: El aceite esencial puede provocar reacciones alérgicas en personas sensibles.

Advertencias: Exclusivamente para uso externo.

Modo de empleo: El aceite de alcanfor forma parte de preparaciones para masajes analgésicos. Seguir las instrucciones del producto.

Alcaravea

La alcaravea es una hierba bienal de la familia Apiaceae, nativa de Europa, Asia Occidental y África del norte.

Planta similar en apariencia a la zanahoria, con hojas verde brillante finamente divididas y de aspecto plumoso.

Crece entre 15-40 cm (en ningún caso llega al metro de altura).

El tallo floral mide entre 40-60 cm de altura con pequeñas flores blancas que surgen en umbelas.

Los frutos son aquenios de forma elipsoide de 3 a 6 mm de largo, con 5 pálidos surcos longitudinales.

Nombre científico: Carum carvi L.

Nombres comunes: Comino de prado, carvi, alcarahueya.

Nombres en inglés: Caraway, meridian fennel.

Partes de la planta utilizadas: Frutos.

Composición: Aceite esencial, flavonoides.

Acción farmacológica: Digestivo, carminativo, espasmolítico.

Indicaciones: Espasmos intestinales, dispepsia, flatulencia.

Contraindicaciones: No consumir alcaravea durante el embarazo y el periodo de lactancia.

Modo de empleo: Calentar 1/4 de litro de agua hasta que hierva. Añadir 2 cucharaditas de alcaravea. Dejar reposar 10 minutos. Tomar 3 tazas al día.

Alfalfa

La alfalfa es una planta que pertenece a la familia de las leguminosas. Tiene un ciclo vital de entre cinco y doce años, dependiendo de la variedad utilizada, así como el clima. Llega a alcanzar una altura de 1 metro, desarrollando densas agrupaciones de pequeñas flores púrpuras. Sus raíces suelen ser muy profundas, pudiendo medir hasta 4,5 metros. De esta manera, la alfalfa es especialmente resistente a la sequía. Tiene un genoma tetraploide.

Procede de Irán, donde probablemente fue usada por el hombre durante la Edad del bronce para alimentar a los caballos procedentes de Asia central. Llegaría a Grecia alrededor del 490 a. C., siendo utilizada para la caballería del ejército persa. A Estados Unidos llegaría a través de Chile, en torno a 1860.

Nombre científico: Medicago sativa L.

Nombres comunes: Mielgas, trebolillo, amelca.

Nombres en inglés: Alfalfa, lucerne.

Partes de la planta utilizadas: Flores y hojas.

Composición: Vitaminas, minerales, tanino, proteínas, esterol, saponina, cumarina.

Acción farmacológica: Mineralizante, hipolipemiante.

Indicaciones: Anemia, avitaminosis.

Contraindicaciones: No consumir en caso de padecer lupus.

Modo de empleo: Germinados de alfalfa, preparados de venta en tiendas naturistas.

Alforfón

El alforfón es una planta cultivada tradicionalmente como un cereal, aunque pertenece en realidad a la familia de las poligonáceas.

De sus frutos se extrae una harina con la que se elaboran postres, panes y otros productos derivados. Principalmente es consumido en Europa y Asia, de donde es originario. El mayor productor a nivel mundial es China, seguida de lejos por Rusia. Tiene un alto valor nutritivo, aportando vitamina B, hierro y ácidos grasos esenciales, además la ventaja de no contener gluten.

El interés fitoterapéutico del Alforfón reside en su alto contenido en rutina, eficaz en paliar trastornos circulatorios.

Nombre científico: Fagopyrum esculentum.

Nombres comunes: Trigo sarraceno, grano turco, morisco.

Nombres en inglés: Buckwheat, beech wheat.

Partes de la planta utilizadas: Flores y hojas.

Composición: Tanino, rutina, fagopirina.

Acción farmacológica: Venotónico, antihemorroidal.

Indicaciones: Trastornos circulatorios, hemorroides, varices.

Contraindicaciones: Reacciones alérgicas en personas sensibles al alforfón.

Modo de empleo: Hervir 1/4 de litro de agua y verter sobre 2 cucharaditas de alforfón. Dejar en infusión 10 minutos. Tomar 3 tazas al día durante 8 o 9 semanas.

Algarrobo

El algarrobo es originario de la zona mediterránea de Europa.

Puede alcanzar los 5 metros de altura. Es de follaje perenne.

Tiene hojas pinnadas de color verde oscuro y flores pequeñas, rojas y apétalas.

El fruto, la algarroba, es una vaina coriácea de color castaño oscuro, de 10 a 30 cm de longitud, que contiene una pulpa gomosa de sabor dulce y agradable que rodea las semillas.

Las vainas son comestibles y se usan como forraje.

Nombre científico: Ceratonia siliqua L.

Nombres comunes: Pan de San Juan, garrofera, quilate.

Nombres en inglés: Carob, St John's bread.

Partes de la planta utilizadas: Frutos.

Composición: Tanino, azúcares, mucílago.

Acción farmacológica: Antidiarreico, laxante, saciante.

Indicaciones: Diarrea, estreñimiento, hipercolesteremia.

Contraindicaciones: No consumir en caso de obstrucción intestinal.

Modo de empleo: Preparados de algarrobo, a la venta en tiendas naturistas, como sucedáneo del cacao.

Alholva

La alholva es una especie botánica de planta con flor, anual, de hasta 50 centímetros de altura con hojas compuestas de tres hojuelas oblongas.

Esta planta florece en primavera (posee una flor blanca) y puede encontrarse entre las mieses (campos de trigo) de la península ibérica y en Baleares. Puede encontrarse además en otros países del sur de Europa pero su origen se establece en el sudoeste asiático, lugar donde existen plantaciones en la actualidad.

Los usos de la alholva han sido muy diversos y se puede decir que acompaña a la humanidad desde sus comienzos.

Nombre científico: Trigonella foenum-graecum L.

Nombres comunes: Fenogreco, trigonela, fenacho.

Nombres en inglés: Fenugreek.

Partes de la planta utilizadas: Semillas.

Composición: Esterol, flavonoides, proteínas, grasas, saponina.

Acción farmacológica: Hipolipemiante, hipoglucemiante, aperitivo.

Indicaciones: Inapetencia, hiperglucemia, diabetes.

Contraindicaciones: No se conocen.

Modo de empleo: Hervir 2 cucharaditas de alholva en 1/4 de litro de agua durante 5 minutos. Dejar reposar 10 minutos. Tomar 3 tazas al día.

Aloe

El aloe crece en zonas desérticas de África, en especial en El Cabo (Sudáfrica) y en las montañas del África tropical.

Forma una roseta de grandes hojas carnosas y gruesas que salen de un tallo corto (en algunas especies es muy largo e incluso ramificado). Estas hojas son normalmente lanceoladas con un afilado ápice y márgenes espinosos, los colores varían del gris al verde y a veces están rayadas o moteadas.

Las flores tubulares, con colores desde amarillo, anaranjadas o rojas, nacen en un tallo sin hojas, simple o ramificado, agrupadas en densos racimos (inflorescencias). El aloe son plantas que se reproducen por polinización cruzada.

Nombre científico: Aloe barbadensis Miller.

Nombres comunes: Sábila, acíbar, zabira.

Nombres en inglés: Aloe vera.

Partes de la planta utilizadas: Hojas.

Composición: Aloína, azúcares, glucomanano.

Acción farmacológica: Antiinflamatorio, laxante, cicatrizante.

Indicaciones: Heridas, estreñimiento, quemaduras.

Contraindicaciones: No utilizar el aloe por vía interna durante el embarazo y el periodo de lactancia. Puede provocar alergias en personas sensibles.

Modo de empleo: Cremas y preparados de aloe, a la venta en tiendas naturistas.

Alquemila

La alquemila es una planta originaria de Europa, que crece en terrenos húmedos. También se distribuye por América del norte y parte de Asia.

Puede alcanzar los 40 centímetros de altura en condiciones ideales. Sus hojas, llenas de vellosidad, recuerdan en aspecto y forma a las del geranio común. Posee unas flores diminutas de color amarillo-verdoso unidas en racimo.

Por su propiedad astringente, se utiliza interna y externamente para contraer los tejidos, como en los casos de hemorroides y heridas supurantes.

Nombre científico: Alchemilla vulgaris.

Nombres comunes: Alquimilla, pie de león, alquimila.

Nombres en inglés: Lady's Mantle, Nine Hooks.

Partes de la planta utilizadas: Flores.

Composición: Flavonoides, taninos.

Acción farmacológica: Cicatrizante, antibacteriano, antidiarreico.

Indicaciones: Heridas, diarrea, hemorroides.

Contraindicaciones: Ninguna conocida.

Advertencias: Puede causar molestias digestivas en personas sensibles.

Modo de empleo: Preparados comerciales de venta en tiendas naturistas. Seguir indicaciones del producto.

Angélica

La angélica es una planta herbácea bianual de hojas grandes, que puede llegar a medir casi 2 metros de altura.

Tiene una raíz gruesa, que al ser cortada saca una especie de zumo de color amarillo y de textura lechosa (posee un olor aromático característico).

Sus flores blancas y muy ramificadas.

Crece salvaje en Finlandia, Suecia, Noruega e Islandia, y en la mayor parte de los países del hemisferio norte.

Nombre científico: Angelica archangelica L.

Nombres comunes: Hierba de los ángeles, carlina, ajonjera.

Nombres en inglés: Garden angelica, wild celery.

Partes de la planta utilizadas: Raíces.

Composición: Aceite esencial, cumarina, lactona.

Acción farmacológica: Espasmolítico, carminativo, digestivo, aperitivo.

Indicaciones: Inapetencia, dispepsia, flatulencia, espasmos intestinales.

Contraindicaciones: No se conocen.

Modo de empleo: Calentar 1/4 de litro de agua y añadir dos cucharaditas de la planta. Dejar reposar 5 minutos. Tomar 3 tazas al día después de las comidas.

Anís

El anís es una hierba de la familia de las apiáceas originaria del Asia sudoccidental y la cuenca mediterránea oriental.

Forma matas de hasta 1 metro de altura. Las hojas en la base de la base son simples, de entre 2 a 5 cm de largo ligeramente lobuladas mientras que en la parte superior del tallo son pinnadas y más profundamente divididas.

Las flores, de 3 mm, son blancas, pentapétalas y surgen en densas umbelas. El fruto es un esquizocarpio oblongo de 3 a 5 mm de largo con un fuerte sabor aromático.

Nombre científico: Pimpinella anisum L.

Nombres comunes: Matalahúga, pimpinela blanca, hierba dulce.

Nombres en inglés: Anise, aniseed.

Partes de la planta utilizadas: Frutos.

Composición: Aceite esencial, flavonoides, fenol.

Acción farmacológica: Digestivo, carminativo, expectorante.

Indicaciones: Dispepsia, flatulencia, espasmos intestinales.

Contraindicaciones: El aceite esencial de anís puede provocar alergia en personas sensibles.

Modo de empleo: Usado como condimento o en forma de tisana. Calentar 1/4 de litro de agua y añadir una cucharadita de anís. Dejar reposar 5 minutos. Tomar 3 tazas al día después de las comidas.

Anserina

La anserina es una planta herbácea originaria de Europa y Norteamérica.

El nombre deriva de la palabra "ánsar" (ganso), por el parecido de sus hojas con las plumas de ese animal.

Alcanza un tamaño de unos 40 centímetros. Posee una llamativa flor amarilla de 5 pétalos.

En fitoterapia es interesante su efecto espasmolítico, siendo de utilidad cuando se padece dismenorrea, además de tener la cualidad de cortar las diarreas.

Nombre científico: Potentilla anserina L.

Nombres comunes: Argentina, potentila, plateada.

Nombres en inglés: Silverweed, silver cinquefoil.

Partes de la planta utilizadas: Flores.

Composición: Fitosterol, taninos, flavonoides.

Acción farmacológica: Espasmolítico, antidiarreico.

Indicaciones: Diarrea, dismenorrea.

Contraindicaciones: No se conocen.

Advertencias: Puede agravar los síntomas de enfermedades gástricas.

Modo de empleo: Hervir una taza de agua y añadir una cucharadita de la planta. Dejar en reposo 10 minutos. Tomar de 2 a 3 tazas al día.

Apio

El apio es una especie vegetal perteneciente al orden de las umbelíferas, oriundo de la zona mediterránea.

Posee tallos estriados que forman una gruesa penca con hojas acuñadas.

Toda la planta tiene un fuerte sabor acre, aunque el blanqueo de los tallos en el cultivo hace que pierdan estas cualidades, adquiriendo un sabor más dulce y el característico aroma que lo convierte en un buen ingrediente de ensaladas y sopas.

Se puede encontrar todo el año, aunque los mejores se encuentran en otoño e invierno.

Nombre científico: Apium graveolens L.

Nombres comunes: Perejil de agua, celerio, habit.

Nombres en inglés: Celery.

Partes de la planta utilizadas: Frutos.

Composición: Cumarina, alcaloides, aceite esencial.

Acción farmacológica: Depurativo, diurético.

Indicaciones: Gota, reuma.

Contraindicaciones: Los alcaloides del apio pueden provocar alergia en personas sensibles.

Modo de empleo: Usado como alimento o en forma de jugo de apio, antes de las principales comidas.

Arándano

El arándano es una planta de la familia de las ericáceas que da unas pequeñas bayas comestibles.

Es originario de las zonas septentrionales de Europa, Norteamérica y Asia. Crece en los sotobosques de montaña, suelos ácidos, turberas y bosques de coníferas.

Las flores son insignificantes de color verde rosado con cinco pétalos y sépalos, se producen aisladas o de dos en dos axilares en racimos colgantes. El fruto es una baya de color negro azulado de sabor agradable y agridulce.

Nombre científico: Vaccinium myrtillus L.

Nombres comunes: Mirtilo,ráspano, mora azul.

Nombres en inglés: Bilberry, wimberry.

Partes de la planta utilizadas: Frutos.

Composición: Flavonoides, taninos, antocianina, vitaminas.

Acción farmacológica: Antioxidante, vasoprotector, astringente, antiinflamatorio.

Indicaciones: Hemorroides, varices, miopía.

Contraindicaciones: No se conocen.

Modo de empleo: Donde esté disponible el fruto fresco, es la mejor manera de obtener todos los beneficios. En caso de no encontrarlo, se puede optar por comprimidos de extracto de arándano y otros preparados, de venta en dietéticas y tiendas naturistas.

Árnica

El árnica pertenece a la familia asteraceae.

Es originaria de Europa central y meridional aunque también difundida por Asia y América del norte en las montañas y suelos ácidos.

Es una planta vivaz de tallo erguido de 15-60 cm de altura, las hojas ovales forman una roseta basilar en el suelo.

Las flores de color amarillo son grandes y terminales.

Nombre científico: Arnica montana L.

Nombres comunes: Tabaco de montaña, talpica, estornudadera.

Nombres en inglés: Leopard's bane, mountain tobacco.

Partes de la planta utilizadas: Flores.

Composición: Alcaloides, flavonoides, lactonas, aceite esencial.

Acción farmacológica: Analgésico, antiinflamatorio.

Indicaciones: Contusiones, hematomas, dolor muscular.

Contraindicaciones: No aplicar el árnica sobre heridas abiertas.

Modo de empleo: Cremas y preparados de árnica.

Aspérula olorosa

La aspérula olorosa es una pequeña planta que apenas alcanza los 25 centímetros de altura.

Es originaria de Europa, Asia, y el norte de África.

Haciendo honor a su nombre, sus flores desprenden un penetrante y agradable aroma.

En fitoterapia, se utiliza la parte aérea de la planta en infusión. Su beneficio más importante es el de aliviar los espasmos intestinales.

Nombre científico: Galium odoratum.

Nombres comunes: Rubilla, asperilla, reina de los bosques.

Nombres en inglés: Sweetscented bedstraw, woodruff.

Partes de la planta utilizadas: Sumidad aérea.

Composición: Heterósidos, taninos.

Acción farmacológica: Sedante, aperitivo, espasmolítico.

Indicaciones: Dispepsia, insomnio, espasmos intestinales.

Contraindicaciones: No consumir durante el embarazo ni el periodo de lactancia.

Advertencias: Por su contenido en taninos, puede causar molestias gástricas en personas sensibles.

Modo de empleo: Hervir una taza de agua y añadir una cucharadita de aspérula. Dejar reposar 10 minutos y colar. Tomar 2 tazas al día.

Bardana

La bardana es originaria de Europa y Asia y difundida por América, prolifera en suelos baldíos, bordes de caminos, escombreras y cerca de zonas habitadas.

Es una planta herbácea bienal, robusta de más de un metro de altura.

Hojas grandes rugosas, ovales, alternas y de extremidad redondeada con grandes pecíolos.

Las flores se agrupan en corimbos y son de color rojo púrpura intenso y brácteas terminadas en ganchos.

El fruto es una bola con muchos garfios que se adhieren a los animales para su difusión.

Nombre científico: Arctium lappa L.

Nombres comunes: Lampazo, cardinches, pegadillo.

Nombres en inglés: Greater burdock, lappa.

Partes de la planta utilizadas: Raíces.

Composición: Tanino, fitosterol, inulina, fenol.

Acción farmacológica: Depurativo, antiséptico, diurético.

Indicaciones: Acné, eccema, psoriasis.

Contraindicaciones: No se conocen.

Modo de empleo: Cápsulas de extracto de bardana, a la venta en tiendas naturistas.

Berro

El berro es una planta vivaz, perenne que se agrupa en grandes colonias, es común en arroyos y pantanos, original de Europa y Rusia.

Es una planta acuática perenne, con el tallo rastrero, erguido en la parte superior que alcanza los 10-30 cm de altura.

Las hojas son de color verde, glabras con limbo ancho.

Las flores son pequeñas y blancas que se reúnen en racimos o panículas terminales.

Nombre científico: Rorippa nasturtium-aquaticum (L) Hayek.

Nombres comunes: Mastuerzo de agua, lepidio, hierba del escorbuto.

Nombres en inglés: Watercress, yellowcress.

Partes de la planta utilizadas: Hojas.

Composición: Vitaminas, minerales, glucosinolato.

Acción farmacológica: Mineralizante, expectorante.

Indicaciones: Catarros.

Contraindicaciones: No consumir en caso de padecer trastornos digestivos, problemas renales ni en niños menores de 5 años.

Modo de empleo: Calentar 1/4 de litro de agua hasta que hierva. Añadir 1 cucharadita de berro y dejar en infusión 10 minutos. Tomar 3 tazas al día antes de las comidas.

Bolsa de pastor

La bolsa de pastor es una planta herbácea anual del Este de Europa y Asia menor, aunque extendida por el mundo, en especial en regiones de clima frío y considerada hierba común.

Esta herbácea con no más de 40 cm es inconfundible, al ver sus frutos, característica definitoria dentro de la familia. Sus frutos en forma acorazonada recuerdan la forma de una bolsa, de ahí el nombre vulgar de zurroncillo o bolsa de pastor (aunque existen ciertas dudas al respecto). Su flor menuda, de apenas 4 mm, florece desde finales de invierno y ya casi todo el año (si este no es muy seco) es blanca con pequeñas lineas rojizas, las hojas se disponen en roseta basal.

Nombre científico: Capsella bursa-pastoris (L.) Medicus.

Nombres comunes: Zurrón, jamargo, mostuezo.

Nombres en inglés: Shepherd's purse.

Partes de la planta utilizadas: La planta entera, excepto la raíz.

Composición: Esterol, fenol, minerales, vitamina C, rutina, proteínas, flavonas.

Acción farmacológica: Vasoconstrictor, hemostático.

Indicaciones: Trastornos menstruales, heridas.

Contraindicaciones: No consumir bolsa de pastor durante el embarazo.

Modo de empleo: Calentar 1/4 de litro de agua hasta que hierva. Añadir 1 cucharadita de bolsa de pastor y dejar en infusión 10 minutos. Tomar 3-4 tazas al día.

Borraja

La borraja es originaria del mediterráneo y norte de África, pero aclimata fácilmente y está extendida por todo el mundo. En España, ha sido cultivada durante siglos para consumir sus hojas como verdura. En la actualidad solo algunas regiones conservan esta tradición. Otros países europeos también la cultivan con este fin, siendo considerada una verdura exquisita. Las flores son blancas, excepto en la variedad silvestre, que suelen ser azules. Tradicionalmente se usaba la planta entera con fines medicinales, pero ahora se sabe que es tóxica y solo son útiles las semillas.

Nombre científico: Borago officinalis L.

Nombres comunes: Argabazo, corrago, borrachera.

Nombres en inglés: Borage, starflower.

Partes de la planta utilizadas: Semillas.

Composición: Ácidos grasos (linoleico, gamma-linolénico).

Acción farmacológica: Emoliente, antitrombótico, antiinflamatorio, vasodilatador.

Indicaciones: Síndrome premenstrual, eccema, afecciones de la piel, hipertensión arterial.

Contraindicaciones: No utilizar borraja durante el embarazo y lactancia.

Advertencias: Consultar con el médico antes de seguir un tratamiento con borraja y se está tomando alguna medicación.

Modo de empleo: Cápsulas de aceite de borraja, de venta en tiendas naturistas.

Calabaza

La calabaza es una planta anual, herbácea, de tallos flexibles y trepadores. Tiene hojas cordiformes, pentalobuladas, de gran tamaño y nervaduras marcadas. Presenta abundante pilosidad en hojas y tallo. Las flores son amarillas, de pétalos carnosos.

El fruto es un tipo de baya llamada pepónide. Puede ser elongado o esférico, de color verde a naranja intenso. La pulpa es de color amarillo-anaranjado, densa, de textura firme y de sabor dulce. La calabaza contiene en su interior numerosas semillas ovales, convexas, lisas, de 2 a 3 cm de largo, las cuales a su vez contienen una pulpa blanca y comestible, con las cuales se elaboran las tradicionales pepitas.

Nombre científico: Cucurbita pepo L.

Nombres comunes: Zapallo, calabacita.

Nombres en inglés: Winter squash, pumpkin.

Partes de la planta utilizadas: Semillas.

Composición: Lípidos, cucurbitina, esterol, minerales, proteínas, triterpenos, carotenoides.

Acción farmacológica: Antihelmíntico, antiinflamatorio.

Indicaciones: Problemas de próstata, parásitos intestinales.

Contraindicaciones: No se conocen.

Advertencias: Posible alergia a los componentes.

Modo de empleo: Un puñado de semillas de calabaza crudas al día, repartidas en las comidas.

Caléndula

La caléndula o maravilla es una hierba de la familia de las asteráceas.

Proviene del área mediterránea y con toda probabilidad no es más que el resultado del cruce de otras especies del género Caléndula.

Es anual, con flores amarillo-anaranjado que duran casi todo el año, cerrándose de noche y abriéndose al amanecer, de unos 30 centímetros de alto.

Sus hojas son alternas, oblongas y sensiles.

Nombre científico: Calendula officinalis L.

Nombres comunes: Maravilla, flamenquilla, botón de oro.

Nombres en inglés: Pot marigold, ruddles.

Partes de la planta utilizadas: Flores.

Composición: Esterol, triterpenos, saponina, flavonoides, aceite esencial.

Acción farmacológica: Antiséptico, cicatrizante, antiinflamatorio.

Indicaciones: Cicatrices, heridas, quemaduras.

Contraindicaciones: No utilizar caléndula durante el embarazo y el periodo de lactancia, ni en caso de padecer trastornos biliares.

Modo de empleo: Cremas y preparados de caléndula para uso externo, de venta en farmacias y dietéticas.

Canela

La canela es un árbol de hoja perenne, de unos 10-15 m, procedente de Sri Lanka.

Se aprovecha como especia su corteza interna, extraída pelando y frotando las ramas y se utiliza en rama o molida.

Actualmente se cultiva además de en Sri Lanka, en la India, sur de la China, Madagascar y Brasil.

Contiene una gran cantidad de aceites esenciales, que le da ese aroma tan característico, muy apreciado tanto en cocina y repostería como en su utilización en medicinas alternativas.

Nombre científico: Cinnamomum verum J. Presl.

Nombres comunes: Cinamomo, canelero de Ceilán, canelo.

Nombres en inglés: Cinnamon.

Partes de la planta utilizadas: Corteza.

Composición: Aceite esencial.

Acción farmacológica: Antiséptico, digestivo, astringente, espasmolítico.

Indicaciones: Flatulencia, inapetencia, dispepsia, espasmos intestinales.

Contraindicaciones: No consumir canela durante el embarazo y el periodo de lactancia.

Modo de empleo: Calentar 1/4 de litro de agua con 1 ramita de canela y hervir 5 minutos. Tomar 3 tazas al día.

Capuchina

La capuchina es una planta ornamental originaria del Perú que se cultiva en parques y jardines. En las zonas de costa en España se ha asilvestrado. Es una planta anual, lampiña, suculenta y extendida.

Existen numerosas variedades con flores rojas, anaranjadas o amarillas, el cáliz tiene cinco sépalos y la corola cinco pétalos desiguales. Las flores y las hojas tienen un sabor picante similar a las del berro.

Los jesuitas trajeron la planta a Europa en el siglo XVI, dando constancia de su utilización culinaria, tanto de sus hojas como de sus flores.

Nombre científico: Tropaeolum majus L.

Nombres comunes: Taco de reina, marañuela, flor de la sangre.

Nombres en inglés: Garden nasturtium, Indian cress.

Partes de la planta utilizadas: Flores.

Composición: Flavonoides, sulfuros, aceite esencial.

Acción farmacológica: Antiséptico.

Indicaciones: Trastornos respiratorios.

Contraindicaciones: No consumir capuchina en caso de padecer trastornos digestivos.

Modo de empleo: Calentar 1/4 de litro de agua hasta que hierva. Añadir 2 cucharaditas de capuchina y dejar en reposo 10 minutos. Tomar 3 tazas al día.

Cardo mariano

El cardo mariano es una planta herbácea anual o bienal, originaria de Europa y fácilmente distinguible por sus hojas, recorridas en su haz por franjas de color blanco lechoso.

Hojas ovaladas de hasta 30 cm, distribuidas en roseta, bordes con lóbulos irregulares y espinas, color verde brillante con nervios blancos. Altura entre 20 y 180 cm.

Las flores son de color rosa intenso que suelen aparecer el segundo año, pueden alcanzar hasta los 8 cm de diámetro, estambres interiores soldados en un solo haz, brácteas en forma de pincho curvo.

El cardo mariano es beneficioso para un correcto funcionamiento del aparato digestivo y una mejora de salud general.

Nombre científico: Silybum marianum L.

Nombres comunes: Cardoncha, alcauciles, mariana.

Nombres en inglés: Cardus marianus, milk thistle.

Partes de la planta utilizadas: Frutos.

Composición: Silimarina, aceites, flavonoides, esterol.

Acción farmacológica: Antioxidante, hepatoprotector.

Indicaciones: Trastornos hepáticos, cirrosis.

Contraindicaciones: No utilizar cardo mariano durante el embarazo y el periodo de lactancia.

Modo de empleo: Extractos y preparados de cardo mariano, a la venta en farmacias y tiendas naturistas.

Cariofilada

La cariofilada es una planta nativa de Europa que alcanza el medio metro de altura. Se puede encontrar en zonas boscosas y prefiere la sombra. Sus aromáticas flores poseen cinco pétalos y son amarillas. El rizoma es la parte utilizada en fitoterapia.

Su efecto más destacado es como hemostático, es decir, detiene las hemorragias en uso externo, y por ello está indicada para lavar heridas abiertas.

Nombre científico: Geum urbanum.

Nombres comunes: Clavelada, islera, sanamunda.

Nombres en inglés: Wood avens, herb Bennet.

Partes de la planta utilizadas: Rizoma.

Composición: Aceite esencial, taninos.

Acción farmacológica: Antiinflamatorio, aperitivo, hemostático.

Indicaciones: Dispepsia, heridas, hemorroides.

Contraindicaciones: No tomar durante el embarazo y el periodo de lactancia.

Advertencias: Por su alto contenido en taninos, puede provocar molestias digestivas en personas sensibles

Modo de empleo: Uso interno - Hervir una taza de agua y añadir una cucharadita de rizomas. Dejar reposar 10 minutos y colar. Tomar 2 a 3 tazas al día.

Uso externo - Mojar una gasa de algodón en la infusión ya fría, y aplicar en heridas abiertas para cortar la hemorragia.

Castaño

El castaño es un árbol nativo de Europa y Asia. Se puede encontrar a día de hoy en todo el mundo debido a su cultivo.

Las castañas son un alimento muy nutritivo, especialmente ricas en almidón y potasio.

En fitoterapia se usan principalmente las hojas por su propiedad astringente.

Están indicadas para casos de diarrea y en enfermedades pulmonares con abundancia de mucosidad.

Nombre científico: Castanea sativa.

Nombres comunes: Regoldo, concho, molso.

Nombres en inglés: Sweet chestnut.

Partes de la planta utilizadas: Hojas.

Composición: Flavonoides, taninos, triterpenos.

Acción farmacológica: Antidiarreico, expectorante, astringente.

Indicaciones: Diarrea, mucosidad, resfriado.

Contraindicaciones: No consumir durante el embarazo y ni el periodo de lactancia.

Advertencias: Los taninos pueden provocar trastornos digestivos en personas sensibles.

Modo de empleo: Hervir una taza de agua y añadir una cucharadita de hojas de castaño. Dejar reposar 10 minutos y colar. Tomar 3 tazas al día.

Castaño de indias

El castaño de indias es un árbol que alcanza los 30 metros de altura. Es originario de la India, Irán, Asia menor y los Balcanes, aunque se ha aclimatado en casi todos los países templados.

Las hojas son grandes y opuestas, tienen un largo peciolo y están divididas en 5 o 7 foliolos que de lejos simulan los dedos de una mano. Las flores son blancas y forman racimos en forma de pirámide. El fruto es la castaña y es una cápsula en un envoltorio espinoso.

Nombre científico: Aesculus hippocastanum L.

Nombres comunes: Castaño borde, castaño caballar.

Nombres en inglés: Horse-chestnut, conker tree.

Partes de la planta utilizadas: Corteza, semillas.

Composición: Tanino, fitosterol, escina.

Acción farmacológica: Antiinflamatorio, astringente, venotónico, antioxidante.

Indicaciones: Problemas circulatorios, varices, insuficiencia venosa, hemorroides.

Contraindicaciones: No utilizar el castaño de indias durante el embarazo ni en el periodo de lactancia.

Advertencias: No sobrepasar la dosis recomendada y en caso de duda, consultar al médico antes de usarla.

Modo de empleo: Extracto de semillas de castaño de indias para uso interno, de venta en dietéticas y tiendas especializadas.

Cayena

La cayena es un arbusto de la familia de las solanáceas, una de las cinco especies cultivadas del género Capsicum, que proporciona múltiples variedades cultivadas.

La planta alcanza el metro de altura, aunque su tamaño varía de acuerdo a la riqueza del suelo y a la temperatura, desarrollándose en mayor grado en climas mas cálidos.

Presenta un follaje más denso y compacto que otras especies de Capsicum. Las hojas son ovoides, lisas, de color verde claro y unos 8 cm de largo. Es habitualmente bianual, aunque puede sobrevivir hasta seis años. La producción de frutos disminuye abruptamente con el paso del tiempo, y solo se la conserva por su valor decorativo.

Nombre científico: Capsicum frutescens L.

Nombres comunes: Chile, guindilla, ají.

Nombres en inglés: Chili pepper.

Partes de la planta utilizadas: Frutos.

Composición: Capsaicina, flavonoides, vitamina c, saponina.

Acción farmacológica: Antiinflamatorio, analgésico, venotónico.

Indicaciones: Dolor muscular, artritis, reuma, lumbalgia, neuralgia.

Contraindicaciones: Sensibilidad a la capsaicina.

Modo de empleo: Cremas y preparados con extracto de cayena para uso externo, a la venta en tiendas naturistas.

Cebolla

La cebolla es una planta herbácea bienal de la familia de las Aliáceas.

En el primer año de cultivo tiene lugar la "bulbificación" o formación del bulbo, mientras que el segundo año se produce la emisión del "escapo floral" o fase reproductiva.

La cebolla se sitúa entre las primeras plantas cultivadas.

Teorizando, podemos situar su origen en Asia Central.

Más certeza se tiene en su entrada europea por los griegos y romanos.

Nombre científico: Allium cepa L.

Nombres comunes: Tipula, cebollón.

Nombres en inglés: Onion, bulb onion.

Partes de la planta utilizadas: Bulbo.

Composición: Flavonoides, sulfuros, saponina, esterol.

Acción farmacológica: Digestivo, hipolipemiante.

Indicaciones: Arteriosclerosis, inapetencia.

Contraindicaciones: No se conocen.

Modo de empleo: Usada como ingrediente en la cocina. La morada tienen más propiedades que la blanca.

Celidonia

La celidonia es una planta herbácea perenne del género Chelidonium. Originaria de Europa y la cuenca mediterránea. También es común en Norteamérica, ya que la trajeron colonos europeos, quienes la usaban para curar verrugas ya en 1672.

Las plantas son hierbas perennes, con un rizoma carnoso del que salen varios tallos aéreos de hasta 80 cm de altura, muy ramificados y frágiles. Las hojas muy divididas de 30 centímetros de largo, alternas, pinnatisectas, con 3 a 5 lóbulos irregularmente crenados, pinnatífidos y obtusos, glaucos por el envés y con numerosos pelos.

Nombre científico: Chelidonium majus L.

Nombres comunes: Hierba golondrinera, verruguera, planta del yodo.

Nombres en inglés: Greater celandine, nipplewort.

Partes de la planta utilizadas: La planta al completo, excepto las raíces.

Composición: Alcaloides.

Acción farmacológica: Espasmolítico.

Indicaciones: Espasmos intestinales.

Contraindicaciones: No consumir celidonia durante el embarazo y el periodo de lactancia, ni en caso de padecer trastornos biliares.

Modo de empleo: Calentar 1/4 de litro de agua hasta que hierva. Añadir 2 cucharaditas de celidonia y dejar en reposo 10 minutos. Tomar 3 tazas al día.

Centaura menor

La centaura menor es originaria de la zona del Mediterráneo.

Tiene un olor suave y característico que se pierde cuando la planta es desecada. Es una hierba anual o bianual de tallo erguido de entre 10 a 50 cm y con numerosas ramas. Tiene hojas de color verde pálido, lisas y con bordes enteros.

Su flor contiene la mayor concentración de sus principios amargos y se abren en cinco pétalos rojizos de unos 8 mm.

Los frutos en forma de cápsula, contienen semillas muy pequeñas.

Crece en zonas secas y suelos pobres, al lado de los caminos o en los claros de los bosques.

Nombre científico: Centaurium erythraea Rafn.

Nombres comunes: Hiel de la tierra, lapicocho, cintoria.

Nombres en inglés: Centaury, European centaury.

Partes de la planta utilizadas: Flores.

Composición: Tanino, minerales, alcaloides, flavonoides, principios amargos.

Acción farmacológica: Aperitivo, digestivo.

Indicaciones: Inapetencia, dispepsia.

Contraindicaciones: No se conocen.

Modo de empleo: Calentar 1/4 de litro de agua hasta que hierva. Añadir 2 cucharaditas de centaura menor y dejar en infusión 10 minutos. Tomar 3 tazas al día.

Centella asiática

La centella asiática es una pequeña planta anual herbácea de la familia Apiaceae, de Asia.

Los tallos son finos, con estolones rastreros, colores verdosos a rojizos, plantas interconectadas entre si. Tiene hojas largas, verdes, reniformes con ápices redondeados con textura epidérmica suave con vasos marcados. Las hojas nacen en peciolos pericládicos, de 20 cm. Las raíces son rizomatosas, creciendo verticalmente, color crema y cubiertas de pelos.

Las flores son de rosadas a rojas, en pequeñas y redondeadas umbelas cerca del suelo. Cada flor está parcialmente encerrada en dos brácteas verdes.

Nombre científico: Centella asiatica (L.) Urban.

Nombres comunes: Gotu kola, hidrocotile.

Nombres en inglés: Centella, gotu kola.

Partes de la planta utilizadas: Planta completa, excepto las raíces.

Composición: Triterpenos, saponina, tanino, aceite esencial.

Acción farmacológica: Cicatrizante, antiinflamatorio, venotónico.

Indicaciones: Quemaduras, cicatrices, heridas, varices.

Contraindicaciones: No se conocen.

Modo de empleo: Aceite esencial de centella asiática, cremas y preparados a la venta en farmacias y tiendas naturistas.

Cilantro

El cilantro es una hierba anual de la familia de las apiáceas, de tallos rectos, hojas compuestas, flores blancas y frutos aromáticos, de uso común en la cocina mediterránea, hindú, latinoamericana, china y del sudeste asiático.

Todas las partes de la planta son comestibles, pero generalmente se usan las hojas frescas y las semillas secas. Los frutos maduros secos se usan para condimentar en la cocina hindú, en preparaciones como el curry. En algunos países como México, Venezuela, Colombia y Chile, las hojas se usan frescas, enteras o picadas, en forma similar a como en otros países se usa el perejil.

Nombre científico: Coriandrum sativum L.

Nombres comunes: Culantro, coriandro, perejil chino.

Nombres en inglés: Cilantro, coriander.

Partes de la planta utilizadas: Frutos y hojas.

Composición: Aceite esencial, tanino.

Acción farmacológica: Digestivo, aperitivo, quelante, desintoxicante.

Indicaciones: Dispepsia, inapetencia, saturnismo, intoxicación, hidrargirismo.

Contraindicaciones: No se conocen.

Modo de empleo: Calentar 1/4 de litro hasta que hierva. Añadir 1 cucharadita de semillas de cilantro y dejar reposar 10 minutos. Tomar 3 tazas al día. Para la eliminación de metales pesados, basta añadir hojas frescas de cilantro a la comida a diario.

Ciprés

El ciprés, nombre común del género Cupressus, es un árbol de zonas cálidas o templadas, de crecimiento rápido, que puede alcanzar los 20 m de altura con un diámetro aproximado de unos 60 cm.

Crece naturalmente en cualquier parte del mundo, con las temperaturas y suelos adecuados, pero es cultivado comercialmente en África oriental, Sudáfrica y Nueva Zelanda.

Muchas de las especies de ciprés se cultivan como árbol ornamental en parques y jardines de Europa.

En Asia se sitúan junto a los templos.

Nombre científico: Cupressus sempervirens L.

Nombres comunes: Pino de cementerio, arizónica, pino vela.

Nombres en inglés: Mediterranean cypress, Italian cypress.

Partes de la planta utilizadas: Frutos.

Composición: Aceite esencial, tanino.

Acción farmacológica: Venotónico, astringente.

Indicaciones: Varices, hemorroides.

Contraindicaciones: No utilizar durante el embarazo y el periodo de lactancia.

Modo de empleo: Aceite esencial, cremas y preparados, a la venta en tiendas naturistas.

Cola de caballo

La cola de caballo es un arbusto perenne con tallo rizomatoso, distribuido en el hemisferio norte.

Pueden ser con tallos estériles y fértiles.

Los estériles arrancan a crecer después que los fértiles han emergido y tienden a ser más largos y arbustivos.

Esos segmentos contienen un set de ramas erectas, hasta 20 segmentos y con largos de 5 a 50 cm.

Los fértiles tienden a ser la mitad de largo que los estériles y ser más suculentas.

Nombre científico: Equisetum arvense L.

Nombres comunes: Rabo de ratón, pinillo, estañera.

Nombres en inglés: Field horsetail, common horsetail.

Partes de la planta utilizadas: Tallos.

Composición: Flavonoides, fenol, minerales.

Acción farmacológica: Cicatrizante, diurético, mineralizante.

Indicaciones: Edemas, infecciones urinarias, heridas, cicatrices.

Contraindicaciones: No se conocen.

Advertencias: Consultar con el médico para su uso interno.

Modo de empleo: Hervir durante 10 minutos 1/4 de litro con 2 cucharaditas de cola de caballo. Tomar 3 tazas al día. Beber 2 litros de agua al día como mínimo. También en cremas y preparados de venta en farmacias y dietéticas.

Cola de pavo

La cola de pavo es el nombre común del Trametes versicolor, un hongo utilizado en los países asiáticos para tratar el cáncer.

En Japón concretamente, está aceptado por la sanidad pública como tratamiento complementario en ésta enfermedad.

En algunos países europeos y sobre todo en Estados Unidos, se realizan en la actualidad estudios sobre los componentes de la cola de pavo y sus propiedades anticancerígenas.

También ha demostrado en laboratorio, que combinado con extractos de otras plantas medicinales, detiene el avance de algunos tipos de cáncer.

Nombre científico: Trametes versicolor.

Nombres comunes: Yesquero multicolor, cola de guajolote, yesquero de color, hongo nube.

Nombres en inglés: Turkey tail.

Partes de la planta utilizadas: Esporas.

Composición: Polisacáridos, proteínas.

Acción farmacológica: Inmunoestimulante.

Indicaciones: Inmunodeficiencias.

Contraindicaciones: Sensibilidad a los componentes de la cola de pavo.

Modo de empleo: Preparados comerciales de calidad certificada, seguir las instrucciones del producto.

Cólquico

El cólquico es una especie botánica de planta con flor nativa de Europa.

En España se encuentra en el norte de los Pirineos.

Crece en praderas húmedas a grandes alturas.

Es una planta herbácea anual con raíz tuberosa que alcanza 1-3 dm de altura.

Las hojas son lanceoladas de color verde oscuro y miden 30 cm de longitud, terminan en punta y son envolventes en su base.

La flor es de color rosa lila y se parece al azafrán, pero tiene seis estambres. El fruto es una agrupación de 1-3 cápsulas.

Nombre científico: Colchicum autumnale L.

Nombres comunes: Azafrán silvestre, quitameriendas, matacán.

Nombres en inglés: Autumn crocus, meadow saffron.

Partes de la planta utilizadas: Semillas.

Composición: Alcaloides.

Acción farmacológica: Antiinflamatorio.

Indicaciones: Gota.

Contraindicaciones: No usar durante el embarazo y el periodo de lactancia.

Modo de empleo: Preparados que contienen cólquico, a la venta en tiendas naturistas.

Consuelda

La consuelda pertenece a la familia Boraginaceae, utilizada en aplicaciones medicinales y fertilizantes.

Es una planta herbácea perenne con raíz semejante al nabo con amplias hojas melenudas y flores blancas o rosadas acampanadas.

Son nativas de Europa creciendo en lugares húmedos, se extiende por Gran Bretaña en zanjas de ríos y zonas cercanas.

Nombre científico: Symphytum officinale L.

Nombres comunes: Oreja de asno, lengua de buey, hierba de las cortaduras.

Nombres en inglés: Comfrey, boneset.

Partes de la planta utilizadas: Raíces y hojas.

Composición: Alcaloides, alantoína, tanino.

Acción farmacológica: Cicatrizante, antiinflamatorio.

Indicaciones: Dislocaciones, contusiones.

Contraindicaciones: No utilizar la consuelda durante el embarazo.

Advertencias: Solo para uso externo, sobre la piel sana.

Modo de empleo: Cremas y preparados que contienen extracto, de venta en tiendas naturistas.

Convalaria

La convalaria es nativa de las zonas templadas del hemisferio norte.

Es una planta herbácea perenne que forma extensas colonias, separando sus rizomas que envían espolones.

Los tallos tienen 15-30 cm de altura con una o dos hojas de 10-25 cm de longitud. Los tallos florales tienen dos hojas y las flores se hallan dispuestas en un racimo de 5-15 flores. Las flores son actinomorfas y hermafroditas.

La corola presenta 6 pétalos y tiene forma acampanada, de color blanco o rosa, dulcemente perfumados. El fruto es una baya.

Nombre científico: Convallaria majalis L.

Nombres comunes: Lirio de los valles, muguet, lágrimas de Salomón.

Nombres en inglés: Lily of the valley.

Partes de la planta utilizadas: Flores.

Composición: Saponina, flavonoides, heterósido.

Acción farmacológica: Cardiotónico, diurético.

Indicaciones: Insuficiencia cardiaca.

Contraindicaciones: No se conocen.

Advertencias: Consultar con el médico antes de utilizar la convalaria.

Modo de empleo: Preparados de convalaria de venta en dietéticas y naturistas.

Cornejo

El cornejo es un arbusto nativo de Europa y parte de Asia.

Crece en humedales y zonas sombrías, alcanzando los 5 metros de altura en su hábitat.

Los frutos atraen a numerosos animales, especialmente aves. Aunque no son aptos para el consumo humano, ya que pueden provocar problemas gástricos.

Las hojas tienen propiedades antipiréticas, y se recomienda para estados febriles.

Nombre científico: Cornus sanguinea.

Nombres comunes: Sanguino, cerezo falso, cornizo.

Nombres en inglés: Common dogwood, bloody dogwood.

Partes de la planta utilizadas: Hojas.

Composición: Taninos, ácido salicílico.

Acción farmacológica: Analgésico, antipirético.

Indicaciones: Fiebre, dolores articulares, dolores musculares.

Contraindicaciones: No se conocen.

Advertencias: Solo deben usarse las hojas, ya que el fruto es tóxico.

Modo de empleo: Calentar una taza de agua hasta que hierva. Agregar una cucharadita de cornejo. Dejar en reposo 10 minutos. Tomar de 2 a 3 tazas al día.

Cúrcuma

La cúrcuma es una planta herbácea de la familia de las zingiberáceas adaptada a zonas áridas.

Se puede encontrar desde Polinesia y Micronesia hasta el sudeste asiático.

Necesita temperaturas de entre 20 y 30° C. y una considerable pluviosidad para prosperar.

Sangli, una ciudad en el sur de la India, es uno de los mayores productores de esta planta.

Se cultiva por sus rizomas, que se emplean como especia.

Nombre científico: Curcuma longa Vahl.

Nombres comunes: Palillo, yuquilla, jengibrillo.

Nombres en inglés: Turmeric.

Partes de la planta utilizadas: Raíces.

Composición: Curcumina, aceite esencial.

Acción farmacológica: Carminativo, digestivo, antioxidante, antiinflamatorio.

Indicaciones: Dispepsia, flatulencia.

Contraindicaciones: No consumir cúrcuma en caso de padecer trastornos biliares.

Modo de empleo: La cúrcuma en polvo como condimento y en preparados, de venta en tiendas naturistas.

Diente de león

El diente de león pertenece a la familia de las asteráceas. Considerada por lo general una mala hierba, sus hojas se consumen en ensalada, además de por sus propiedades medicinales. Esta planta vivaz, anual y perenne con raíz primaria y roseta basal, no suele alcanzar más de 40-50 cm.

Tiene hojas alternas, sin peciolo diferenciado, pinnatipartidas con lóbulos en forma triangular de márgenes dentados y agudos. Pedúnculos de la inflorescencia huecos. Flores hermafroditas de un color amarillo dorado que la hacen fácilmente identificable. Corola en lígulas terminada en cinco pequeños dientes. El fruto es una cipsela o aquenio con vilano.

Nombre científico: Taraxacum officinale Weber.

Nombres comunes: Achicoria amarga, pelosilla, amargón.

Nombres en inglés: Dandelion.

Partes de la planta utilizadas: La planta al completo.

Composición: Triterpeno, fitosterol, inulina, minerales.

Acción farmacológica: Digestivo, diurético, prebiótico.

Indicaciones: Inapetencia, dispepsia.

Contraindicaciones: No consumir diente de león en caso de padecer trastornos biliares.

Modo de empleo: Calentar 1/4 de litro de agua hasta que hierva. Añadir 2 cucharaditas de diente de león y dejar en reposo 15 minutos. Tomar 3 tazas al día antes de las comidas.

Drago

El drago es un árbol centenario que se encuentra en zonas áridas del mediterráneo, principalmente en las Islas Canarias, Marruecos y otros países africanos.

Su crecimiento es muy lento, llegando a tardar de 10 a 15 años en alcanzar su máxima altura.

La parte usada en fitoterapia es el látex extraído mediante incisión en la corteza, que al contacto con el aire adquiere una tonalidad rojiza, de ahí que se le conozca como sangre de drago.

Nombre científico: Croton lechleri Muell. Arg.

Nombres comunes: Sangre de dragón, sangre de grado, topa roja.

Nombres en inglés: Dragon's blood.

Partes de la planta utilizadas: Látex.

Composición: Catequinas, alcaloides, alcoholes.

Acción farmacológica: Antiinflamatorio, cicatrizante, antiviral.

Indicaciones: Heridas, úlcera, quemaduras.

Contraindicaciones: Evitar el uso interno de drago durante el embarazo y el periodo de lactancia.

Modo de empleo: En uso interno - Seguir las instrucciones del preparado.

En uso externo - Aplica unas gotas del látex o preparación equivalente de drago directamente sobre heridas o quemaduras y masajear hasta su completa absorción.

Drosera

Drosera es un género de plantas carnívoras, de las que existen casi 200 especies.

Un de las más conocidas es la Drosera rotundifolia, también conocida como rocío del sol o atrapamoscas.

Segregan un mucílago muy pegajoso y dulce, que atrae a los insectos y los atrapa.

Este mismo mucílago es uno de los compuestos principales en la elaboración de jarabes.

Se utiliza la planta entera para así aprovechar todos los principios activos.

Nombre científico: Drosera rotundifolia L.

Nombres comunes: Rocío del sol, atrapamoscas, hierba de la gota.

Nombres en inglés: Round-leaved sundew, common sundew.

Partes de la planta utilizadas: Toda la planta.

Composición: Quercetina, mucílagos, plumbagona.

Acción farmacológica: Espasmolítico, antitusivo, mucolítico.

Indicaciones: Tos.

Contraindicaciones: No se conocen.

Modo de empleo: Jarabe simple de drosera o jarabes compuestos de varias plantas con el mismo efecto.

Enebro

El enebro es la planta leñosa de más amplia distribución: se extiende desde las frías regiones del hemisferio norte, hasta las zonas montañosas árticas, a 30º de latitud N en Norteamérica, Europa y Asia.

Es un arbusto de 1 o 2 metros de altura de lento desarrollo que, creciendo en condiciones óptimas, forma un arbolito de dimensiones algo mayores (ocasionalmente puede llegar a los 10 metros).

Sus hojas, con forma de aguja y reunidas en espirales de tres, son de color verde y presentan una única banda estomatal blanca en la cara exterior, acabadas en ápice puntiagudo de cierta dureza.

Nombre científico: Juniperus communis L.

Nombres comunes: Junípero, grojo, nebro.

Nombres en inglés: Juniper, common juniper.

Partes de la planta utilizadas: Frutos.

Composición: Aceite esencial, tanino, fitosterol.

Acción farmacológica: Digestivo, diurético, antiséptico.

Indicaciones: Dispepsia, infecciones urinarias, inapetencia.

Contraindicaciones: No usar enebro durante el embarazo y el periodo de lactancia, ni en caso de padecer enfermedades renales.

Modo de empleo: Calentar 1/4 de litro de agua hasta hervir. Añadir 2 cucharaditas de enebro y reposar 15 minutos. Tomar 3 tazas al día.

Eneldo

Llega a medir aproximadamente 50 centímetros de altura.

Los tallos se ramifican en umbelas, que se llenan de diminutas flores amarillas en el verano.

Las hojas son muy apreciadas en cocina para acompañar platos de pescados y encurtidos.

En fitoterapia, su principales usos son como antiespasmódico y carminativo.

Nombre científico: Anethum graveolens.

Nombres comunes: Aneto, anella, abesón.

Nombres en inglés: Dill.

Partes de la planta utilizadas: Frutos.

Composición: Flavonoides, aceite esencial.

Acción farmacológica: Espasmolítico, carminativo, aperitivo.

Indicaciones: Meteorismo, dispepsia, espasmos intestinales.

Contraindicaciones: No se conocen.

Advertencias: Evitar el aceite esencial para uso interno.

Modo de empleo: Calentar una taza de agua hasta que hierva. Agregar una cucharadita de semillas de eneldo. Dejar en reposo 10 minutos. Tomar de 2 a 3 tazas al día.

Epilobio

El epilobio es una planta perenne que puede alcanzar los 2 metros de altura.

Crece en casi cualquier terreno, siempre que disponga de suficiente humedad.

La producción de semillas es masiva, por lo que puede considerarse una mala hierba al extenderse con facilidad.

Las partes utilizadas en fitoterapia son las flores y hojas. Se pueden encontrar extractos o preparados asociada a otras plantas con el mismo efecto, como el sabal.

Nombre científico: Epilobium angustifolium L.

Nombres comunes: Laurel de San Antonio, adelfilla.

Nombres en inglés: Fireweed.

Partes de la planta utilizadas: Flores y hojas.

Composición: Taninos, flavonoides, fitosteroles.

Acción farmacológica: Antiinflamatorio, astringente.

Indicaciones: Inflamación prostática, heridas, faringitis.

Contraindicaciones: No se conocen.

Modo de empleo: Uso interno - Hervir 1/4 de litro de agua fría y añadir a 2 cucharaditas de epilobio. Dejar en infusión 10 minutos. Tomar 2-3 tazas al día.

Uso externo - Existen cremas y otros preparados que contienen epilobio, de venta en tiendas especializadas.

Equinácea

La equinácea es una planta herbácea de la familia Asteraceae, nativa de Norteamérica.

Alcanza el metro de altura y sus hojas son enteras y lanceoladas con tres nervaciones.

Las flores tienen los rayos florales, estrechos y son de color rosa o púrpura. Las flores del disco son tubulares y de color amarillo pálido.

El disco floral es espinoso, al igual que el fruto.

Nombre científico: Echinacea purpurea.

Nombres comunes: Flor púrpura, flor cónica.

Nombres en inglés: Purple coneflower.

Partes de la planta utilizadas: Toda la planta.

Composición: Equinacósido, aceite esencial, flavonoides.

Acción farmacológica: Inmunoestimulante, antiviral.

Indicaciones: Resfriado, gripe, inmunodeficiencias.

Contraindicaciones: No se conocen.

Advertencias: Consultar con el médico antes de utilizar equinácea.

Modo de empleo: Cápsulas de extracto de equinácea u otros preparados, de venta en farmacias y dietéticas.

Escabiosa

La escabiosa es una planta oriunda de Europa y el norte de África. Su tallo crece hasta alcanzar en ocasiones el metro de altura. Las flores son pequeñas, de color violeta claro. Precisamente las flores tienen utilidad en fitoterapia, y su cualidad principal es ayudar a expulsar la mucosidad abundante en bronquitis y otras enfermedades pulmonares. También se han usado como aperitivo para casos de inapetencia y en uso externo como cicatrizante.

Nombre científico: Knautia arvensis.

Nombres comunes: Viuda silvestre, lengua de vaca, fielera.

Nombres en inglés: Field scabious.

Partes de la planta utilizadas: Flores.

Composición: Lactonas, taninos.

Acción farmacológica: Aperitivo, expectorante, cicatrizante.

Indicaciones: Heridas, bronquitis, inapetencia.

Contraindicaciones: No consumir durante el embarazo y ni el periodo de lactancia.

Advertencias: Por su contenido en taninos, puede causar molestias digestivas en personas sensibles.

Modo de empleo: Uso interno - Hervir una taza de agua y añadir una cucharadita de flores de escabiosa. Dejar reposar 10 minutos y colar. Tomar de 2 a 3 tazas al día.

Uso externo - Con la misma infusión, pero ya a temperatura ambiente, aplicar compresas de algodón empapadas en el líquido sobre heridas para acelerar la cicatrización de las mismas.

Escaramujo

El escaramujo es una variedad de rosal silvestre, por lo que también se le conoce por ese nombre.

Se distribuye principalmente por Europa, Asia y norte de África, y es fácil encontrarlo al borde de caminos, suelos pedregosos y zonas de montaña.

En algunos países de Europa, donde no existe el cultivo de cítricos, es tradicional la confección de confitura de Escaramujo, por su alto contenido en vitamina C.

También es muy usado como mejorante del sabor en variedad de preparados de plantas medicinales y complementos vitamínicos.

Nombre científico: Rosa canina L.

Nombres comunes: Zarzarrosa, rosal silvestre, agavanzo.

Nombres en inglés: Dog rose.

Partes de la planta utilizadas: Frutos.

Composición: Ácido ascórbico, caroteno, tanino.

Acción farmacológica: Antidiarreico, diurético, inmunoestimulante.

Indicaciones: Diarrea, avitaminosis, gripe, resfriado.

Contraindicaciones: Estreñimiento.

Modo de empleo: Debido a la cantidad de semillas pilosas que contiene y que pueden provocar irritación de garganta o del tracto digestivo, es preferible adquirir complementos y preparados de extracto de escaramujo.

Esparraguera

La esparraguera pertenece a la familia Asparagaceae.

Es una planta herbácea perenne cuyo cultivo dura bastante tiempo en el suelo, del orden de 8 a 10 años, desde el punto de vista de vida económica rentable.

La planta del espárrago está formada por tallos aéreos ramificados y una parte subterránea constituida por raíces y yemas, que es lo que se denomina comúnmente "garra".

De los brotes jóvenes se obtienen las verduras conocidas como espárragos.

Nombre científico: Asparagus officinalis L.

Nombres comunes: Espárrago común, espárrago blanco.

Nombres en inglés: Asparagus.

Partes de la planta utilizadas: Raíces.

Composición: Saponina, asparagina, flavonoides.

Acción farmacológica: Diurético, laxante.

Indicaciones: Infecciones urinarias, hidropesía.

Contraindicaciones: No consumir espárragos en caso de padecer insuficiencia renal o cardiaca.

Modo de empleo: Espárragos añadidos en ensaladas, platos de verduras, etc.

Espino albar

El espino albar, también conocido como espino blanco o majuelo, es una planta de la familia de las rosáceas.

Pueden ser arbustos o pequeños árboles de 5-14 m de altura, con una densa corona.

La corteza es gruesa y parda con grietas verticales naranja. Los tallos más jóvenes tienen espinas romas, de 1 a 1,5 cm de largo. Hojas de 2-4 cm de largo, obovadas y profundamente lobuladas, a veces casi hasta el centro, con los lóbulos abiertos en un amplio ángulo. El haz es verde negruzco y pálido en el envés.

Nombre científico: Crataegus monogyna Jacq.

Nombres comunes: Espino blanco, majuelo, cerezo de pastor.

Nombres en inglés: Common hawthorn, oneseed hawthorn.

Partes de la planta utilizadas: Flores y hojas.

Composición: Flavonoides, minerales, cianidina, tanino.

Acción farmacológica: Cardiotónico, antioxidante, cardioprotector.

Indicaciones: Insuficiencia cardiaca.

Contraindicaciones: Consultar con el médico antes de utilizar el espino albar.

Modo de empleo: Calentar 1/4 de litro de agua hasta que hierva. Añadir 2 cucharaditas de la planta y dejar en infusión 10 minutos. Tomar 3 tazas al día.

Espino amarillo

El espino amarillo es un arbusto originario de Europa y Asia.

Crece en zonas áridas, arenosas, y es frecuente encontrarlo en zonas costeras.

Su fruto es una baya de color anaranjado. Es comestible, aunque de sabor fuertemente ácido.

Tiene una cantidad de vitamina C veinte veces mayor que la naranja, razón por la cual es conveniente para épocas de gripes y resfriados.

Nombre científico: Hippophae rhamnoides L.

Nombres comunes: Cambrón, quitasombreros, titinera.

Nombres en inglés: Sea buckthorn.

Partes de la planta utilizadas: Frutos.

Composición: Vitamina C, flavonoides, caroteno, mucílago.

Acción farmacológica: Antidiarreico, reconstituyente.

Indicaciones: Avitaminosis, escorbuto, diarrea, astenia.

Contraindicaciones: No se conocen.

Advertencias: Las bayas y su jugo pueden dañar el esmalte dental, por su alto contenido en ácidos.

Modo de empleo: Existen en el mercado diferentes presentaciones del espino amarillo, como jarabes, jugo y aceite de las semillas. Seguir indicaciones del preparado.

Eucalipto

Los eucaliptos son árboles perennes, de porte recto. Pueden llegar a medir más 60 m de altura, se habla de ejemplares que han alcanzado los 150 metros. El tronco es de color gris y su corteza se exfolia en láminas. Las hojas son enteras, coriáceas y perennes, variando según la edad. En las ramas jóvenes son ovales pareadas y sésiles, y en las viejas son arqueadas y colgantes. Tiene grandes conjuntos florales sin pétalos en forma de urna que se abren por arriba cuando tiene gran cantidad de estambres. El fruto es una cápsula con 3-4 celdas que contiene las semillas.

Nombre científico: Eucalyptus globulus Labill.

Nombres comunes: Calipse, calisto, nogalito.

Nombres en inglés: Tasmanian bluegum.

Partes de la planta utilizadas: Hojas.

Composición: Tanino, flavonoides, fenol, aceite esencial, triterpenos.

Acción farmacológica: Antiinflamatorio, expectorante, antiséptico.

Indicaciones: Reuma, catarros.

Contraindicaciones: No utilizar eucalipto durante el embarazo y lactancia, ni en casos de trastornos hepáticos o intestinales.

Modo de empleo: Calentar 1/4 de litro de agua hasta que hierva. Añadir 2 cucharaditas de eucalipto, dejar reposar 10 minutos. Tomar 3 tazas al día después de las comidas. También en forma de cremas y linimentos para el reuma.

Eufrasia

La eufrasia es una planta natural de Europa central Asia y Norteamérica donde crece en praderas y pastizales. Común en prados de media montaña hasta 2000 m de altitud, prefiere ambientes húmedos y terrenos acidófilos. Florece en el hemisferio boreal entre mayo y septiembre. Es una pequeña planta anual con tallo caído y cuadrado que puede alcanzar 5-25 cm de altura. Las hojas son ovales y dentadas. Las flores en racimos laxos, tienen la corola blanca con tinte malva o rojo con vetas púrpura y con una mancha amarilla en el labio inferior. El fruto es una vaina.

Nombre científico: Euphrasia rostkoviana.

Nombres comunes: Rompeanteojos, luminaria.

Nombres en inglés: Eyebright, eyewort.

Partes de la planta utilizadas: Flores.

Composición: Eufrósido, tanino, flavonoides.

Acción farmacológica: Oftálmico, antiinflamatorio, astringente.

Indicaciones: Conjuntivitis, orzuelos.

Contraindicaciones: No se conocen.

Advertencias: Se recomienda el uso externo exclusivamente.

Modo de empleo: Calentar 1/4 de litro de agua hasta que hierva y verter sobre 1 cucharadita de eufrasia. Dejar en infusión y esperar a que esté totalmente fría. Realizar baños oculares o aplicándola en gotas, 3 veces al día, hasta solucionar el problema. Existen preparados que contienen eufrasia, de venta en tiendas naturistas.

Fresno

El fresno es un árbol nativo de Europa que supera con facilidad los 20 metros de altura. Su madera es considerada noble, y es muy apreciada para fabricar herramientas y tarimas.

Como planta medicinal, se utilizan las hojas como diurético y la corteza como antipirético. Es recomendable pues para enfermedades que cursan con fiebre y cuando es necesario aumentar la producción de orina.

Nombre científico: Fraxinus excelsior L.

Nombres comunes: Frágino, frejú, fleja.

Nombres en inglés: Common ash.

Partes de la planta utilizadas: Hojas y corteza.

Composición: Taninos, heterósidos, flavonoides.

Acción farmacológica: Antipirético, diurético, antiinflamatorio.

Indicaciones: Gota, fiebre, gripe, edemas, hiperuricemia.

Contraindicaciones: No se conocen.

Advertencias: Por su alto contenido en taninos, puede causar estreñimiento y problemas estomacales.

Modo de empleo: Hojas - Hervir una taza de agua y añadir una cucharadita de hojas de fresno. Dejar en reposo 10 minutos. Tomar de 2 a 3 tazas al día.

Corteza - Hervir durante 10 minutos 1 cucharadita de trocitos de corteza. Tomar 2 tazas al día.

Galio

El galio es una planta nativa de Europa y parte de Asia. En ocasiones puede superar el metro de altura. Sus flores son diminutas de color amarillo brillante.

En fitoterapia se utiliza por su propiedad cicatrizante y diurético en infecciones urinarias. Otros usos populares del galio son como cuajo vegetal para la leche y para dar reflejos dorados al cabello en cosmética natural.

Nombre científico: Galium verum.

Nombres comunes: Cuajaleche, presera, sanjuanera.

Nombres en inglés: Lady's bedstraw.

Partes de la planta utilizadas: Flores.

Composición: Quercetina, flavonoides.

Acción farmacológica: Cicatrizante, diurético, espasmolítico.

Indicaciones: Infecciones urinarias, heridas, espasmos intestinales.

Contraindicaciones: No consumir durante el embarazo y el periodo de lactancia.

Modo de empleo: Uso interno - Hervir una taza de agua y añadir una cucharadita de flores de galio. Dejar reposar 10 minutos. Tomar 3 tazas al día.

Uso externo - Se prepara la infusión de la misma manera que para uso interno, pero dejando que el líquido enfríe totalmente. Aplicar compresas de la infusión sobre heridas para ayudar a cerrarlas.

Garcinia

La garcinia es un arbusto que crece sobre todo en el sur de la India. El género Garcinia está formado por más de 200 especies tropicales originarias del sudeste asiático, Polinesia y África, pero la mayoría de las especies se cultivan en la India. La garcinia presenta una copa redondeada y ramas horizontales o caídas. Las hojas son compuestas, de color verde oscuro, brillantes, situadas de dos en dos en cada nudo. Sus flores son naranjas rojizas apelotonadas.

El fruto es grande, lobular y aplastado como una pequeña calabaza, compuesto por un pericarpio grueso y carnoso de color amarillo o anaranjado. Las semillas están dentro de la fruta, cuyo zumo es agridulce, comestible cuando la fruta esta madura en la estación húmeda entre junio y octubre.

Nombre científico: Garcinia cambogia L.

Nombres comunes: Tamarindo malabar, garcinia cambogia.

Nombres en inglés: Brindleberry, Malabar tamarind.

Partes de la planta utilizadas: Frutos.

Composición: Ácido hidroxicítrico.

Acción farmacológica: Hipolipemiante, saciante.

Indicaciones: Hiperlipidemia, obesidad.

Contraindicaciones: No se conocen.

Modo de empleo: Cápsulas de extracto de garcinia de venta en farmacias y dietéticas.

Gaulteria

La gaulteria es un arbusto originario de México, que se distribuye por humedales y pantanos de ese país y de Estados Unidos. Produce un fruto rojo de 1 cm de diámetro aproximadamente. Sus hojas son de un verde brillante y con el borde aserrado.

La parte usada en fitoterapia son las hojas, ya sea para prepararla en infusión, o su aceite esencial, que añadido a un aceite portador o crema, es recomendado para masajear zonas doloridas.

Nombre científico: Gaultheria procumbens L.

Nombres comunes: Axocopaque.

Nombres en inglés: Eastern teaberry, checkerberry.

Partes de la planta utilizadas: Hojas.

Composición: Gaulterina, fenol, heterósidos.

Acción farmacológica: Antirreumático, analgésico, antiinflamatorio.

Indicaciones: Reuma, neuralgia, dolores musculares.

Contraindicaciones: No se conocen.

Advertencias: El aceite esencial de gaulteria es para uso exclusivamente externo.

Modo de empleo: Uso interno - Hervir una taza de agua y añadir una cucharadita de hojas de gaulteria. Dejar en reposo 10 minutos. Tomar de 2 a 3 tazas al día.

Uso externo - Cremas o aceites conteniendo aceite esencial para dolores musculares y articulares.

Genciana

La genciana es nativa de las montañas del centro y sur de Europa. Es una de las muchas especies de la familia Gentianaceae.

Es la más común en España y sin duda la más aprovechada, siendo relativamente abundante en la cordillera Cantábrica.

Se usa, además de como planta medicinal, como aromatizante de bebidas.

Nombre científico: Gentiana lutea L.

Nombres comunes: Quina europea, junzana.

Nombres en inglés: Great yellow gentian.

Partes de la planta utilizadas: Raíces.

Composición: Fitosterol, principios amargos.

Acción farmacológica: Digestivo, aperitivo.

Indicaciones: Dispepsia, inapetencia, trastornos digestivos.

Contraindicaciones: No consumir durante el embarazo, el periodo de lactancia y en caso de padecer gastritis o úlcera.

Modo de empleo: Calentar 1/4 de litro de agua hasta que hierva y añadir 1 cucharadita de genciana. Dejar en reposo 10 minutos. Tomar 2-3 tazas al día.

Ginkgo

Originario de China, puede llegar a vivir 1000 años. Se ha usado tradicionalmente para fines ornamentales.

El ginkgo puede florecer en diferentes climas del mundo, sin embargo, crece principalmente en China y Corea, en el sur y el este de Estados Unidos, el sur de Francia, y en ciudades de Uruguay y de Argentina.

Desde hace siglos se ha utilizado por sus acciones terapéuticas, especialmente por la medicina tradicional china, y las hojas del árbol se usan en la herbolaria moderna.

Nombre científico: Ginkgo biloba L.

Nombres comunes: Árbol de las pagodas, árbol de oro.

Nombres en inglés: Ginkgo, maidenhair tree.

Partes de la planta utilizadas: Hojas.

Composición: Flavonoides, ginkgólidos.

Acción farmacológica: Vasodilatador, antioxidante, venotónico.

Indicaciones: Demencia, vértigo, insuficiencia circulatoria.

Contraindicaciones: No utilizar ginkgo en caso de padecer epilepsia, hipertensión y en personas sensibles a los componentes.

Modo de empleo: La forma más efectiva de administración es en cápsulas de extracto de ginkgo, de venta en farmacias y dietéticas.

Girasol

El girasol es una de las plantas más productivas que se cultivan en la actualidad. Las semillas se utilizan como alimento, para extraer aceite (hasta 60%) y como forraje. También para la producción de combustible vegetal o biodiésel.

En fitoterapia tiene múltiples aplicaciones, tanto en uso interno como externo. Tiene un alto contenido en vitamina E y A.G.E.(ácidos grasos esenciales). Pero no sirve cualquier aceite; debe ser de 1ª presión en frío, y a ser posible ecológico.

Nombre científico: Helianthus annuus.

Nombres comunes: Mirasol, tlapololote, chimalate, calom, jáquima.

Nombres en inglés: Sunflower.

Partes de la planta utilizadas: Semillas.

Composición: Vitamina E, Omega 6, proteínas.

Acción farmacológica: Hipocolesteremiante, cicatrizante.

Indicaciones: Hipercolesteremia, estrías, cicatrices.

Contraindicaciones: No se conocen.

Modo de empleo: Uso interno - Comer semillas de girasol o el aceite en crudo, añadiéndolo a ensaladas o pan tostado.

Uso externo - Aceite de semillas de girasol de 1ª presión en frío, solo o como ingrediente principal de algunos preparados. Por ejemplo, el oleato de caléndula, para las heridas, cicatrices y estrías. Aplicar 2 o 3 veces al día el tiempo necesario.

Gordolobo

El gordolobo es una planta que se encuentra distribuida por todo el mundo, excepto en oceanía.

Prefiere terrenos secos y valles sin cultivar, laderas y bordes de caminos. Es una planta que llega alcanzar los 1.5 a 2 metros de altura. Sus hojas de gran tamaño poseen pelo aterciopelado.

En la época de floración exhibe una vistosas flores amarillas, que son la parte usada en fitoterapia y de uso medicinal.

Tradicionalmente, el gordolobo se ha usado para problemas respiratorios. También forma parte de cigarrillos de plantas medicinales para el mismo fin.

Nombre científico: Verbascum thapsus.

Nombres comunes: Verbasco, yerba de paño, candelaria.

Nombres en inglés: Great mullein, common mullein.

Partes de la planta utilizadas: Flores.

Composición: Saponina, fenol, polisacáridos.

Acción farmacológica: Antiviral, antitusivo, expectorante.

Indicaciones: Gripe, asma, faringitis, bronquitis.

Contraindicaciones: Ninguna conocida.

Advertencias: Puede tener un efecto laxante en personas sensibles.

Modo de empleo: Hervir una taza de agua y añadir una cucharadita de gordolobo. Dejar reposar de 5 a 10 minutos y colar. Tomar 2 a 3 tazas diarias antes de las comidas.

Grosellero negro

El grosellero negro es un arbusto frondoso, no espinoso, de 1,50 m de alto, que desprende un olor diferenciado y desagradable. Originario de Europa oriental y central.

El grosellero tiene hojas lobuladas, dentadas, cuyo envés es pálido con glándulas secretoras amarillas. Las flores del grosellero son rojizas en el interior y verdosas por fuera, arracimadas con cáliz velloso, de mayor tamaño que la corola.

Su fruto es la grosella negra, una baya que nace en racimo de granos negros, pulposos, con piel lisa y aromáticos, envueltos por los cálices de las flores de donde salen. El jugo de grosella negra es negruzco, acidulado y aromático.

Nombre científico: Ribes nigrum L.

Nombres comunes: Zarzaparrilla negra, casis.

Nombres en inglés: Black currant.

Partes de la planta utilizadas: Frutos y hojas.

Composición: Flavonoides, antocianidina.

Acción farmacológica: Vasoprotector, antiinflamatorio, venotónico.

Indicaciones: Miopía, hemorroides, varices.

Contraindicaciones: No consumir grosellero negro en caso de padecer insuficiencia renal o insuficiencia cardiaca.

Modo de empleo: Consumir la fruta fresca. Cápsulas u otras formas del extracto de grosellero, de venta en tiendas naturistas.

Hamamelis

El hamamelis es un arbusto natural de Norteamérica en especial de Nebraska, Virginia, Minnesota, Texas y Florida, donde crece en bosques húmedos o empantanados de zonas templadas.

Es un pequeño árbol que alcanza 2-7 metros de altura con corteza esponjosa color gris, parecida al avellano. Las hojas son alternas con pecíolos cortos, que se caen antes de florecer. Las flores aparecen en invierno en grupos de 3-4 sujetas en el mismo involucro. Tiene cáliz pequeño y cuatro pétalos amarillos. El fruto es una cápsula con forma de avellana que contiene las semillas.

Nombre científico: Hamamelis virginiana L.

Nombres comunes: Avellano de bruja, escoba de bruja.

Nombres en inglés: Common witch hazel, American witch hazel.

Partes de la planta utilizadas: Hojas.

Composición: Tanino, aceite esencial.

Acción farmacológica: Astringente, venotónico.

Indicaciones: Varices, hemorroides.

Contraindicaciones: No consumir durante el embarazo y el periodo de lactancia.

Modo de empleo: Calentar 1/4 de litro de agua hasta que hierva y añadir 2 cucharaditas de hamamelis. Dejar en reposo 10 minutos. Tomar 2-3 tazas al día. También en forma de cremas y otros preparados para uso externo.

Helenio

El helenio es una planta compuesta perenne común en muchos lugares de Gran Bretaña, y presente por el sur y el centro de Europa, así como en Asia, incluso en el Himalaya. Es una hierba rígida, cuyo tallo alcanza una altura de 1m. Sus hojas son largas y dentadas, pedunculadas las más bajas y rodeando el tallo las demás. De flores amarillas, de unos 5 cm de ancho, y con muchos pétalos largos, cada uno con tres muescas en su punta. La raíz es bifurcada y mucilaginosa, de sabor amargo y olor alcanforado.

Nombre científico: Inula helenium L.

Nombres comunes: Hierba del moro, énula, ojo de caballo.

Nombres en inglés: Elecampane.

Partes de la planta utilizadas: Raíces.

Composición: Inulina, lactonas, sitosterol.

Acción farmacológica: Antihelmíntico, digestivo, colerético.

Indicaciones: Problemas biliares, inapetencia, parásitos intestinales.

Contraindicaciones: No utilizar el helenio durante el embarazo ni en el periodo de lactancia.

Advertencias: El helenio puede provocar reacciones alérgicas en personas sensibles.

Modo de empleo: Calentar 1/4 de litro de agua hasta hervir y verter sobre 1 cucharadita de helenio. Dejar en infusión 10 minutos. Tomar 3 tazas al día. También disponible en extractos, de venta en tiendas naturistas.

Hibisco

El hibisco es una planta perteneciente a la familia Malvaceae, con más de 200 especies. Es más conocida como flor de Jamaica en parte de latinoamérica. Muy extendida por el mundo, tanto silvestre como cultivada, especialmente en zonas tropicales y semi-tropicales. El color de la flor varía del blanco al rojo intenso, con diferentes tonos, incluso de color morado. La parte utilizada es el cáliz de la flor. Su uso más conocido es como bebida refrescante, además de otros usos populares como diurético, laxante, adelgazante o para eliminar parásitos intestinales.

Nombre científico: Hibiscus sabdariffa L.

Nombres comunes: Flor de Jamaica, flor de Cayena, rosa de Abisinia.

Nombres en inglés: Roselle, carcade.

Partes de la planta utilizadas: Flores.

Composición: Hibiscina, cianidina, ácidos orgánicos, quercetina.

Acción farmacológica: Antioxidante, hipolipemiante, antihipertensivo.

Indicaciones: Hipercolesteremia, triglicéridos, hipertensión arterial.

Contraindicaciones: Tomado en grandes cantidades, el hibisco provoca un efecto laxante.

Modo de empleo: Calentar 1/4 de litro de agua hasta que hierva y verter sobre 2 cucharaditas de hibisco. Dejar en infusión 10 minutos. Tomar 3 o más tazas al día.

Hiedra

La hiedra es originaria de los bosques húmedos del oeste, el centro y el sur de Europa, norte de África y Asia, desde la India hasta Japón.

Es una planta trepadora de hojas perennes que ha sido ampliamente utilizada con fines medicinales, con el cuidado de distinguirla de una variedad venenosa que se encuentra en América.

Trepa con raíces adventicias y alcanza hasta 50 m de longitud.

Nombre científico: Hedera helix L.

Nombres comunes: Enredadera, yedra, trepadora.

Nombres en inglés: Common ivy, English ivy.

Partes de la planta utilizadas: Tallo y hojas.

Composición: Saponina, alcaloides.

Acción farmacológica: Mucolítico, expectorante.

Indicaciones: Catarros, bronquitis.

Contraindicaciones: No se conocen.

Modo de empleo: Calentar 1/4 de litro de agua hasta que hierva y verter en una taza sobre 2 cucharaditas de hiedra. Dejar reposar 10 minutos. Tomar 3 tazas al día.

Higuera

La higuera es un árbol originario de Asia, pero se puede encontrar en todo el mundo, cultivado por sus frutos, los higos. En España son muy apreciadas las brevas, que son igual que los higos pero más grandes. Las producen algunas higueras que dan 2 cosechas al año: las brevas en primavera y los higos en otoño. Se pueden consumir frescos, secos o en postres que varían de una región a otra. Se han consumido desde siempre por su fibra y para el estreñimiento. Un remedio casero consiste en cortar los higos aun verdes y aplicar el látex para eliminar verrugas.

Nombre científico: Ficus carica L.

Nombres comunes: Cabrahigo, brevera.

Nombres en inglés: Common fig.

Partes de la planta utilizadas: Frutos y látex.

Composición: Mucílago, vitaminas, minerales, azúcares, ficina.

Acción farmacológica: Antiverrugoso, laxante, mineralizante.

Indicaciones: Desnutrición, verrugas, estreñimiento.

Contraindicaciones: No se conocen.

Modo de empleo: Uso interno - Para el estreñimiento, en un vaso de agua poner 3 o 4 higos secos y remojar toda la noche. Al otro día comer los higos, masticando bien y beber el líquido.

Uso externo - Para eliminar las verrugas, arrancar un higo todavía verde, y aplicar el látex directamente, protegiendo la zona para evitar irritaciones. Repetir hasta la desaparición de la verruga.

Hinojo

El hinojo se distribuye por zonas templadas del mundo, en el Mediterráneo crece silvestre. Es una hierba aromática, apreciada en gastronomía. La planta es herbácea y puede alcanzar los 2 m de altura. Las hojas de color verde acaban en segmentos afilados, que se endurecen en verano para evitar la pérdida de agua. Las flores aparecen en ramilletes de 20 a 50 florecillas.

Nombre científico: Foeniculum vulgare Miller.

Nombres comunes: Hierba santa, anís bravo, tenojo.

Nombres en inglés: Fennel.

Partes de la planta utilizadas: Los frutos para uso medicinal, los bulbos como alimento nutritivo.

Composición: Anetol, flavonoides, fenchona, estragol.

Acción farmacológica: Espasmolítico, carminativo, expectorante.

Indicaciones: Espasmos intestinales, flatulencia, dispepsia.

Contraindicaciones: No usar durante el embarazo ni lactancia el aceite esencial. La planta en infusión o el bulbo como alimento, son seguros.

Advertencias: El hinojo puede provocar alergia en personas sensibles.

Modo de empleo: Calentar 1/4 de litro de agua hasta que hierva y verter sobre 1 cucharadita de Hinojo. Dejar en infusión 10 minutos. Tomar 3 tazas al día. Existen preparados y productos que contienen hinojo, de venta en dietéticas y herboristerías.

Hipérico

El hipérico, también conocido como hierba de San Juan, es un arbusto originario de Europa, que se ha naturalizado en América.

Los pétalos de la flor son de color amarillo dorado, con pequeñas motas negras en sus bordes.

El apelativo latino perforatum, proviene de las pequeñas perforaciones que pueden verse al trasluz en cada una de las hojas de esta planta. Son el doble de largos que los sépalos.

Nombre científico: Hypericum perforatum L.

Nombres comunes: Hierba de San Juan, corazoncillo, hipericón.

Nombres en inglés: St John's wort.

Partes de la planta utilizadas: Flores.

Composición: Resina, tanino, flavonoides, hipericina, fitosterol.

Acción farmacológica: Antidepresivo, ansiolítico, cicatrizante.

Indicaciones: Depresión, ansiedad, heridas, cicatrices.

Contraindicaciones: No consumir hipérico durante el embarazo y el periodo de lactancia.

Advertencias: Consultar al médico antes de tomar esta planta.

Modo de empleo: Uso interno - Cápsulas de extracto de hipérico, de venta en farmacias y dietéticas.

Uso externo - Oleato de hipérico para curar heridas y mejorar el aspecto de cicatrices.

Hisopo

El hisopo es una planta de origen europeo que alcanza 50 cm de alto. La parte usada en fitoterapia son las flores, que varían su color entre rosa y violeta, según la composición del suelo. Tradicionalmente se aplicaba en uso externo para heridas como antiséptico, pero hay otras plantas más efectivas para ese problema. Su punto fuerte es el tratamiento de problemas respiratorios, sobre todo con mucosidad abundante. Es también recomendada para calmar la tos y la fiebre infantil. Para esto último, se puede asociar a otra planta con efecto sudorífico.

Nombre científico: Hyssopus officinalis L.

Nombres comunes: Guisopo, rabillo de gato.

Nombres en inglés: Hyssop.

Partes de la planta utilizadas: Flores.

Composición: Aceite esencial.

Acción farmacológica: Sudorífico, expectorante, mucolítico, antitusivo.

Indicaciones: Tos, fiebre, mucosidad.

Contraindicaciones: No usar el hisopo durante el embarazo, el periodo de lactancia o en personas que padezcan epilepsia.

Advertencias: Abstenerse de ingerir el aceite esencial puro. Solo se recomienda la infusión de las flores.

Modo de empleo: Hervir una taza de agua y añadir 1 cucharadita de hisopo. Dejar reposar 10 minutos, agregar una cucharadita de miel y beberla antes de dormir.

Lapacho

El lapacho es un árbol nativo de América, donde crece desde Argentina hasta México. Se distribuye principalmente en Bolivia y noroeste argentino. Prefiere suelos arenosos y húmedos. Muy distintivo por sus flores rosas, que aparecen cuando se encuentra sin follaje al final del invierno. Su madera se aprovecha en construcción, y la infusión de corteza es medicinal. Es de buen porte y alcanza los 30 m de altura, de los cuales 10 corresponden al fuste. La copa tiene el follaje concentrado en su parte más alta.

Nombre científico: Tabebuia impetiginosa.

Nombres comunes: Pau d'arco, tayí, ipé.

Nombres en inglés: Pink lapacho, pink trumpet tree.

Partes de la planta utilizadas: Corteza.

Composición: Lapachol, resina, saponina, lapachona, carnosol.

Acción farmacológica: Antiviral, astringente, antiinflamatorio, antifúngico.

Indicaciones: Diarrea, psoriasis, cándidas, gripe, edemas.

Contraindicaciones: No utilizar el lapacho durante el embarazo o bajo tratamiento con anticoagulantes.

Advertencias: Se recomienda consultar al médico para uso interno, y en cualquier caso debe ser de corta duración.

Modo de empleo: Calentar 1/4 de litro de agua hasta hervir y verter sobre 1 cucharadita de lapacho. Dejar en infusión 10 minutos. Tomar 2-3 tazas al día. Para uso externo, existen preparados de venta en tiendas naturistas.

Lavanda

La lavanda forma pequeñas matas con sumidades floridas cortas sin ramificaciones.

Presenta hojas opuestas, simples, enteras y pinnatífidas.

Posee inflorescencias de tipo verticilastro dispuestas en pisos separados a lo largo del eje florífero, axilados por brácteas florales, y una corona de brácteas que aparecen a lo alto de la inflorescencia, cuya función es atraer a los insectos polinizadores.

Las flores son de color azul-violáceo.

La planta florece en verano y la recolecta de las flores para uso medicinal se lleva a cabo en los meses de julio y agosto.

Nombre científico: Lavandula angustifolia Miller.

Nombres comunes: Alhucema, espliego, lavándula.

Nombres en inglés: Lavender.

Partes de la planta utilizadas: Flores.

Composición: Aceite esencial, tanino.

Acción farmacológica: Sedante, relajante, antiséptico.

Indicaciones: Nerviosismo, insomnio, heridas.

Contraindicaciones: No consumir lavanda durante el embarazo y el periodo de lactancia.

Modo de empleo: Calentar 1/4 de litro de agua con 1 cucharadita de lavanda hasta que hierva. Tomar 1 taza en el desayuno y otra en la comida.

Levístico

El levístico es una planta de la familia de las apiáceas. Probablemente originaria del Asia central, es utilizada como especia para condimentar platos, sobre todo en el sur y centro de Europa. Es una planta herbácea, perenne, de entre 1 y 2,5 m de altura.

Forma una roseta basal de hojas de donde emerge un tallo floral, exteriormente acanalado. La raíz es pivotante y larga. Las flores forman una umbela densa de entre 12 y 20 floros, pequeños y de color amarillento, que alcanza los 30 cm de diámetro. La semilla es pequeña, de hasta 7 mm de largo, de color pardo y comestible. Su olor recuerda ligeramente al del apio.

Nombre científico: Levisticum officinale koch.

Nombres comunes: Apio de montaña, ligústico, esmirnio.

Nombres en inglés: Lovage.

Partes de la planta utilizadas: Raíces.

Composición: Aceite esencial, cumarina.

Acción farmacológica: Espasmolítico, antiinflamatorio.

Indicaciones: Inflamación renal, espasmos intestinales.

Contraindicaciones: No consumir levístico en caso de padecer insuficiencia renal o insuficiencia cardiaca.

Modo de empleo: Calentar 1/4 de litro de agua con 2 cucharaditas de levístico y hervir 5 minutos. Dejar enfriar y tomar 2 tazas al día.

Limonero

El limonero es un pequeño árbol frutal perenne que puede alcanzar más de 4 m de altura. Su fruto es el limón, una fruta comestible de sabor ácido y extremadamente fragante que se usa en la alimentación. El limonero posee una madera con corteza lisa y madera dura, muy apreciada para trabajos de ebanistería. Forma una copa abierta con gran profusión de ramas, sus hojas son elípticas de 5 a 10 cm, terminadas en punta y con bordes ondulados. Sus flores tienen pétalos blancos teñidos de rosa o violáceo en la parte externa, con numerosos estambres (20-40). Surgen aislados o formando pares a partir de yemas rojizas.

Nombre científico: Citrus limonum (L.) Burm. f.

Nombres comunes: Limón agrio, limoncillo.

Nombres en inglés: Lemon.

Partes de la planta utilizadas: Frutos.

Composición: Vitamina C, ácido cítrico, flavonoides, limoneno, minerales.

Acción farmacológica: Hipolipemiante, venotónico, antiséptico.

Indicaciones: Fragilidad capilar, obesidad, hipercolesteremia, hiperlipidemia.

Contraindicaciones: No utilizar el limonero en caso de problemas estomacales, como úlcera o acidez.

Modo de empleo: La mejor manera de obtener beneficio del limón, es tomando jugo fresco. Es mejor diluirlo o mezclarlo en un licuado, ya que puro daña el esmalte dental y el esófago.

Llantén menor

El llantén menor es una planta herbácea perenne natural de toda Europa, Norteamérica y Asia occidental, donde crece en terrenos secos y bordes de caminos. Posee tallos florales que alcanzan 30-50 cm de altura, tiene un rizoma corto central del que brotan muchas raíces de color amarillo. Las hojas lanceoladas o aovadas, largas, algo dentadas y radicales están dispuestas en una roseta basal en la base del tallo, tienen de 3-7 nervaciones longitudinales que se estrechan y continúan en el peciolo. La inflorescencia terminal es una espiga densa con flores muy pequeñas de color blanco o púrpura. La espiga es corta durante la floración y luego se va alargando. El fruto es un pixidio con 4-16 semillas.

Nombre científico: Plantago lanceolata L.

Nombres comunes: Siete venas, calracho, plantaina.

Nombres en inglés: Ribwort plantain.

Partes de la planta utilizadas: Hojas.

Composición: Flavonoides, mucílago, fenoles.

Acción farmacológica: Antibacteriano, emoliente, antiinflamatorio.

Indicaciones: Problemas respiratorios, mucosidad, estreñimiento.

Contraindicaciones: No se conocen.

Modo de empleo: Calentar 1/4 de litro de agua hasta hervir y verter sobre 1 cucharadita de llantén menor. Dejar en infusión 10 minutos. Tomar 3 tazas al día. Para obtener todo el beneficio del llantén, es recomendable utilizar los extractos de planta fresca.

Lúpulo

El lúpulo es una de las tres especies del genero humulus. Oriunda de Europa, Asia occidental y Norteamérica. Aunque frecuentemente se le considera trepadora, no posee zarcillos ni ningún otro apéndice para este propósito, sino robustos tallos provistos de rígidas vellosidades inclinadas hacia abajo de las que se sirve para trepar. Es una herbácea perenne que puede alcanzar 8 m de altura, con hojas palmato-lobuladas de 3 a 5 lóbulos dentados. Las flores femeninas y masculinas surgen en plantas separadas, las primeras, de color verde claro, se reúnen en amentos. Son usadas como saborizante y agente estabilizador en la cerveza, las masculinas, amarillo verdosas, forman panículas. El fruto se denomina aquenio.

Nombre científico: Humulus lupulus L.

Nombres comunes: Lupina, hombrecillo, cañamiza.

Nombres en inglés: Common hop, hops.

Partes de la planta utilizadas: Flores.

Composición: Aceite esencial, flavonoides, lupulona, humulona.

Acción farmacológica: Sedante, ansiolítico, relajante.

Indicaciones: Nerviosismo, ansiedad, insomnio.

Contraindicaciones: No consumir lúpulo durante el embarazo y el periodo de lactancia, y en caso de padecer dispepsia.

Modo de empleo: Calentar 1/4 de litro de agua hasta que hierva, añadir 2 cucharaditas de lúpulo y dejar en infusión 15 minutos. Tomar 2 tazas al día, la segunda un poco antes de ir a dormir.

Mahonia

La mahonia es un arbusto de origen Norteamericano, que puede llegar a crecer hasta los 2 metros de altura.

Era utilizada por los nativos americanos como remedio digestivo.

En algunas regiones se confecciona una especie de mermelada con sus frutos.

Actualmente se puede encontrar, además de en Norteamérica, en Europa, como planta de jardín.

En fitoterapia se usa solo externamente para problemas cutáneos, formando parte de cremas y ungüentos.

Nombre científico: Mahonia aquifolium.

Nombres comunes: Uva de Oregón, palo amarillo.

Nombres en inglés: Oregon grape.

Partes de la planta utilizadas: Corteza, raíces.

Composición: Berberina, aporfina.

Acción farmacológica: Antiinflamatorio, cicatrizante.

Indicaciones: Acné, psoriasis.

Contraindicaciones: Reacciones alérgicas en personas sensibles a los componentes de la mahonia.

Modo de empleo: Tintura o pomada de mahonia de uso externo. Seguir instrucciones del preparado.

Malvavisco

El malvavisco es una planta de origen europeo y asiático, que llega a alcanzar casi los 2 metros de altura. Es una de las plantas medicinales más antiguas que se conocen en occidente. Tiene en común con la malva su alto contenido en mucílagos. Aunque se pueden utilizar las hojas, son las raíces las que tienen más valor terapéutico. Con ellas se preparan jarabes y macerados útiles para la tos seca y problemas de garganta.

Nombre científico: Althaea officinalis L.

Nombres comunes: Hierba cañamera, altea, bismalva.

Nombres en inglés: Marshmallow.

Partes de la planta utilizadas: Raíces.

Composición: Mucílagos, taninos, flavonoides.

Acción farmacológica: Antitusivo, antiinflamatorio.

Indicaciones: Tos, faringitis.

Contraindicaciones: No se conocen.

Advertencias: La toma de preparados de malvavisco debe realizarse fuera de las comidas, ya que puede interferir en la absorción de algunos nutrientes.

Modo de empleo: Macerar 2 cucharaditas de malvavisco en 1/4 de litro de agua fría durante la noche. Tomar 2-3 tazas al día endulzando con miel. Existen jarabes para la tos conteniendo malvavisco solo o con otras plantas, de venta en tiendas naturistas.

Manzanilla

La manzanilla es una planta herbácea anual de la familia de las asteráceas. Nativa de Europa y regiones templadas de Asia, se ha naturalizado en algunas zonas de América y Australia. Es una planta de tallo cilíndrico, de hasta 50 cm de altura. Presenta hojas alternas con los foliolos. En posición terminal presenta en verano una inflorescencia en forma de capítulo paniculado. Los floros radiales son unos 20, mientras que los del disco son numerosos, hermafroditas. El receptáculo es hueco y carece de escamas, lo que permite distinguirla fácilmente de otras especies.

Nombre científico: Matricaria recutita L.

Nombres comunes: Camomila, magarza, bonina.

Nombres en inglés: Chamomile, camomile.

Partes de la planta utilizadas: Flores.

Composición: Flavonoides, cumarina, aceite esencial.

Acción farmacológica: Espasmolítico, digestivo, carminativo.

Indicaciones: Trastornos digestivos, flatulencia, náuseas, espasmos intestinales, conjuntivitis.

Contraindicaciones: No se conocen.

Advertencias: La manzanilla puede provocar alergia en personas sensibles.

Modo de empleo: Calentar 1/4 de litro de agua hasta que hierva, añadir 2 cucharaditas de manzanilla y dejar en infusión 5 minutos. Tomar 3 tazas al día.

Matricaria

Los diferentes tipos de matricaria crecen entre 10 y 60 cm de alto, en tierras pobres a lo largo de caminos y campos abandonados.

Tiene pequeñas flores y hojas verdes amarillentas con forma de pluma. Florece de julio a octubre.

Las flores están dispuestas en corimbos de hasta 30 piezas, con algunas florecillas blancas alargadas y otras amarillas en forma de disco con brácteas involucradas cubiertas de pelusa.

Se parecen a las de la manzanilla, con la que algunas veces se confunde.

Nombre científico: Tanacetum parthenium (L.) Schultz-Bip.

Nombres comunes: Piretro, magarza, hierba romana.

Nombres en inglés: Feverfew, bachelor's buttons.

Partes de la planta utilizadas: Planta completa, excepto las raíces.

Composición: Aceite esencial, lactonas, flavonoides.

Acción farmacológica: Analgésico, antiinflamatorio.

Indicaciones: Migraña.

Contraindicaciones: La matricaria puede provocar alergia en personas sensibles.

Modo de empleo: Cápsulas de extracto de matricaria, de venta en farmacias y dietéticas.

Melisa

La melisa es una hierba perenne de la familia de las lamiáceas, nativa del sur de Europa y de la región mediterránea.

Apreciada por su fuerte aroma a limón, se la utiliza en infusión como tranquilizante natural, y su aceite esencial se aprovecha en perfumería.

Crece de forma silvestre en prados húmedos, claros de bosque, a la vera de los ríos o en setos y campos cultivados, sobre suelos ricos en materia orgánica. Requiere suelos arenosos, bien drenados, y no necesita demasiado sol. Salvo en climas cálidos, pierde el ramaje en invierno, volviendo a brotar a comienzos de primavera.

Nombre científico: Melissa officinalis L.

Nombres comunes: Toronjil, abejera, hoja de limón.

Nombres en inglés: Lemon balm, balm mint.

Partes de la planta utilizadas: Hojas.

Composición: Triterpenos, aceite esencial, flavonoides.

Acción farmacológica: Sedante, ansiolítico, antiviral, espasmolítico.

Indicaciones: Insomnio, ansiedad, herpes, espasmos intestinales.

Contraindicaciones: No se conocen.

Modo de empleo: Calentar 1/4 de litro de agua hasta que hierva y verter sobre 2 cucharaditas de melisa y dejar en infusión 10 minutos. Tomar 3 tazas al día.

Moringa

Moringa es un árbol originario de la India, aunque en la ya se cultiva en varios países por su alto valor nutritivo y aprovechamiento. De esta planta se utiliza todo. Sirve como alimento, forraje, para fabricar biocombustibles, leña, y como planta medicinal. En zonas del mundo donde carecen de alimentos básicos, las hojas de moringa proveen de vitaminas A y C, proteínas, calcio y otros minerales, indispensables para mantener una buena salud. En la medicina ayurvédica tiene varias aplicaciones, tanto por vía interna como externa. El consumo regular de las hojas es además preventivo de gripes y resfriados.

Nombre científico: Moringa oleifera.

Nombres comunes: Morango, reseda, árbol de las perlas, ángela.

Nombres en inglés: Moringa, drumstick tree.

Partes de la planta utilizadas: Hojas.

Composición: Proteínas, minerales, vitaminas, fitoestrógenos, pectina.

Acción farmacológica: Mineralizante, inmunoestimulante, reconstituyente.

Indicaciones: Avitaminosis, desnutrición, inmunodeficiencias, resfriado.

Contraindicaciones: No se conocen.

Modo de empleo: Se pueden consumir las hojas crudas o cocidas, aunque es preferible crudas para obtener todo su valor nutritivo.

Nogal

El nogal es un árbol que alcanza los 30 m de altura y 2 m de diámetro. Tiene su origen en Asia y Europa, y se cultiva en todo el mundo por su bello porte, a la vez que por sus múltiples usos. Este árbol es usado por su madera en carpintería y construcción, las hojas para tratamientos de belleza y sus frutos, (las nueces), como alimento. El aceite extraído de las nueces tiene un gran valor en dietética por su alto contenido en grasas poliinsaturadas y su sabor exquisito, ideal para aderezar ensaladas.

Nombre científico: Juglans regia L.

Nombres comunes: Corcón, nuecero, noguera.

Nombres en inglés: Persian walnut, English walnut.

Partes de la planta utilizadas: Hojas.

Composición: Tanino, aceite esencial.

Acción farmacológica: Astringente, cicatrizante, hemostático, antidiarreico.

Indicaciones: Diarrea, hemorroides, prurito, caspa, gingivitis.

Contraindicaciones: Estreñimiento.

Advertencias: Los compuestos del nogal pueden provocar alergia en personas sensibles. Consultar con el médico para uso interno.

Modo de empleo: Hervir 2 cucharaditas de hojas de nogal en 1/4 litro de agua, durante 5 minutos.
En uso interno - 2-3 tazas al día, siempre fuera de las comidas.

En uso externo - Realizar enjuagues o lavados de la zona afectada diariamente.

Onagra

La onagra es nativa de Norteamérica y una planta de jardín muy popular, que se ha naturalizado en ciertas partes de Europa y Asia.

Sus flores amarillo pálido se abren durante la tarde.

La planta y las semillas de onagra, han sido usadas por los indios americanos durante siglos.

Usaban la planta como infusión en agua caliente para curar heridas, problemas cutáneos e incluso el asma.

La onagra solo aparece en Europa a partir del siglo XVIII.

Nombre científico: Oenothera biennis L.

Nombres comunes: Hierba del asno, enotera, hierba del vino.

Nombres en inglés: Evening primrose, evening star.

Partes de la planta utilizadas: Semillas.

Composición: Ácido linoleico, ácido linolénico.

Acción farmacológica: Antioxidante, hipolipemiante, antiinflamatorio.

Indicaciones: Trastornos menstruales, acné, artritis.

Contraindicaciones: No se conocen.

Modo de empleo: Cápsulas de gelatina con aceite de onagra, de venta en supermercados y tiendas naturistas.

Orégano

El orégano es una de las plantas más extendidas a nivel mundial.

Esto es debido a su uso en la cocina; principalmente pastas, platos con tomate, ensaladas y adobos.

Su utilización en la fitoterapia no es tan conocido. Posee un alto valor como digestivo y es un gran antiséptico. El aceite esencial es demasiado potente para ingerirlo, solo es recomendable por vía externa.

Nombre científico: Origanum vulgare L.

Nombres comunes: Mejorana silvestre, orenga, furiégano.

Nombres en inglés: Oregano, wild marjoram.

Partes de la planta utilizadas: Flores.

Composición: Aceite esencial, taninos, triterpenos, flavonoides.

Acción farmacológica: Antiséptico, antifúngico, digestivo.

Indicaciones: Dispepsia, heridas, picaduras.

Contraindicaciones: No se conocen.

Advertencias: No ingerir el aceite esencial de orégano, ya que puede resultar tóxico.

Modo de empleo: Uso interno - La mejor forma es añadiendo orégano a las comidas como condimento, para favorecer la digestión de los alimentos.

Uso externo - Aceite esencial de orégano puro para desinfectar y cicatrizar heridas, y para las picaduras de insectos.

Ortiga

La ortiga es una planta del género Urtica de la familia de las Urticaceae, todas ellas caracterizadas por tener pelos que liberan una substancia ácida que produce escozor e inflamación en la piel.

Es una de las "malas hierbas" más habituales, bien conocida por sus cualidades urticantes. Antiguamente se conocía también como la hierba de los ciegos, pues hasta estos la reconocían con solo rozarla. La ortiga es una planta arbustiva perenne, dioica, de aspecto tosco y que puede alcanzar hasta 1,5 m de altura.

Nombre científico: Urtica dioica L.

Nombres comunes: Ortiga verde, ortiga mayor, achum.

Nombres en inglés: Nettle, stinging nettle.

Partes de la planta utilizadas: Raíces y hojas.

Composición: Flavonoides, clorofila, carotina, minerales.

Acción farmacológica: Antiinflamatorio, diurético, antirreumático.

Indicaciones: Reuma, infecciones renales.

Contraindicaciones: No usar la ortiga en casos de insuficiencia renal o insuficiencia cardiaca.

Modo de empleo: Calentar 1/4 de litro de agua hasta que hierva y verter sobre 2 cucharaditas de ortiga y dejar en infusión 10 minutos. Tomar 3 tazas al día.

Papaya

La papaya es el fruto de un árbol originario de los países centroamericanos, el papayo. Aunque ese es solo uno de los diferentes nombres que recibe según la región donde se encuentra. Es la reina de las frutas en muchos países de América latina, similar a lo que supone el consumo de naranjas en España. La sustancia más importante que contiene la Papaya proviene del látex extraído de los frutos verdes: la papaína. Es una enzima que posee aplicaciones muy diversas. Es utilizada como ablandador de carne, para la limpieza de lentes de contacto y en la industria cervecera, por citar las más conocidas.

Nombre científico: Carica papaya L.

Nombres comunes: Fruta bomba, árbol de melón, ababaya.

Nombres en inglés: Papaya, papaw.

Partes de la planta utilizadas: Frutos verdes (látex).

Composición: Papaína.

Acción farmacológica: Antihelmíntico, digestivo, antiulceroso.

Indicaciones: Dispepsia, insuficiencia gástrica, parásitos intestinales.

Contraindicaciones: No consumir preparados que contengan papaína durante el embarazo ni en el periodo de lactancia.

Advertencias: La papaya puede provocar alergia en personas sensibles.

Modo de empleo: Cápsulas y otras presentaciones de papaya, de venta en dietéticas y tiendas especializadas.

Pasiflora

La pasiflora es una planta de rápido crecimiento y de hojas perennes, con tallos trepadores. Es miembro del género Passiflora. Su principal característica es la peculiar forma de sus flores y de los estambres y pétalos de la misma. Es una liana trepadora, pubescente que alcanza los 6-9 metros de largo con raíz perenne. Tiene unos zarcillos que le sirven para trepar. Las hojas están divididas en tres lóbulos finamente dentados y pecioladas. Las flores son aromáticas y grandes, de 5 cm de diámetro, se producen solitarias en un largo pedúnculo, son de color blanco, amarillento o carnoso con tonos púrpuras. Su fruto es también conocido como granadilla, una baya de color amarillo del tamaño de un huevo y se torna naranja cuando está madura.

Nombre científico: Passiflora incarnata L.

Nombres comunes: Pasionaria, flor de la pasión, granadilla.

Nombres en inglés: Maypop, passion flower.

Partes de la planta utilizadas: Planta completa, excepto las raíces.

Composición: Fitosterol, aceite esencial, flavonoides.

Acción farmacológica: Ansiolítico, sedante.

Indicaciones: Insomnio, ansiedad, nerviosismo.

Contraindicaciones: No se conocen.

Modo de empleo: Calentar 1/4 de litro de agua hasta que hierva y verter sobre 2 cucharaditas de pasiflora y dejar en infusión 10 minutos. Tomar 3 tazas al día.

Pensamiento

El pensamiento es una especie salvaje común de Europa, que crece como anual o de corta vida perenne.

Fue introducida en Norteamérica, donde se expandió mucho.

Es una pequeña planta de hábito trepador, alcanzando al menos 15 cm de altura, con flores de 15 mm de diámetro.

Crece en pastizales bajos, en suelos ácidos o neutrales. Acepta media sombra.

Florece borealmente de abril a septiembre. Las flores pueden ser púrpuras, azules, amarillas o blancas. Son hermafrodita y autofértil, polinizado por abejas.

Nombre científico: Viola tricolor L.

Nombres comunes: Trinitaria, flor de la trinidad.

Nombres en inglés: Johnny Jump up, heart's ease.

Partes de la planta utilizadas: Flores.

Composición: Salicilatos, mucílago, flavonoides, tanino.

Acción farmacológica: Antiseborreico, depurativo, diurético.

Indicaciones: Problemas cutáneos, acné, seborrea.

Contraindicaciones: No se conocen.

Modo de empleo: Calentar 1/4 de litro de agua hasta que hierva y verter sobre 2 cucharaditas de pensamiento. Dejar en infusión 10 minutos. Tomar 3 tazas al día después de cada comida.

Peonía

La peonía es una planta de origen europeo que crece hasta los 70 centímetros de altura. Posee una llamativa flor color rojo unas veces y rosada o violeta en otros casos.

Se puede encontrar en zonas montañosas, en bosques y zonas con una cierta humedad.

Por su composición está indicada como ingrediente de geles y cremas antivaricosas. Dada su toxicidad en uso interno, actualmente solo se recomienda para uso externo.

Nombre científico: Paeonia officinalis.

Nombres comunes: Rosa albardera, rosa de rejalgar.

Nombres en inglés: Common peony, garden peony.

Partes de la planta utilizadas: Flores.

Composición: Peonina, taninos.

Acción farmacológica: Astringente, cicatrizante, venotónico.

Indicaciones: Heridas, varices, problemas circulatorios.

Contraindicaciones: No usar durante el embarazo ni el periodo de lactancia.

Advertencias: Exclusivamente para uso externo.

Modo de empleo: Se pueden encontrar en tiendas naturistas o algunas farmacias, cremas y otros preparados de aplicación externa, para masajear especialmente las piernas varicosas o con mala circulación. Seguir instrucciones del producto.

Petasites

El petasites es una planta de origen euroasiático, que puede alcanzar los 90 centímetros de altura.

Sus flores son de un color rosáceo, y las hojas son grandes, de hasta 50 centímetros.

Aunque no es una planta demasiado común, su efecto antiespasmódico es de los más elevados.

Se utiliza pues exclusivamente para paliar espasmos intestinales y cólicos nefríticos.

El tratamiento debe ser puntual y bajo supervisión médica, ya que puede tener efectos secundarios.

En caso de duda es mejor usar otra planta como la menta.

Nombre científico: Petasites hybridus (L.).

Nombres comunes: Petasita, sombrerera, mosto pestilente.

Nombres en inglés: Butterbur.

Partes de la planta utilizadas: Raíz.

Composición: Petasina, alcaloides.

Acción farmacológica: Espasmolítico.

Indicaciones: Espasmos intestinales, cólico nefrítico.

Contraindicaciones: No utilizar petasites durante el embarazo, el periodo de lactancia o si existen problemas hepáticos.

Modo de empleo: Cápsulas o perlas de extracto de raíz de petasites. Seguir instrucciones del preparado.

Pimienta negra

La pimienta negra es el fruto de la planta del pimentero común, recogido a media maduración. Es una planta trepadora originaria de la India, que fue introducida en Europa y de ahí al resto del mundo. Es sin duda una especia de las más antiguas utilizada en la cocina. Antes del uso de los conservantes, se usaba la pimienta negra para evitar la putrefacción de los alimentos, junto a otras especias. Como planta medicinal, es una gran aliada de la digestión, aumentando las secreciones y acelerando la misma.

Nombre científico: Piper nigrum L.

Nombres comunes: Pimentero, árbol de la pimienta.

Nombres en inglés: Black pepper, peppercorn.

Partes de la planta utilizadas: Frutos.

Composición: Piperina, aceite esencial.

Acción farmacológica: Rubefaciente, digestivo, estimulante.

Indicaciones: Dispepsia, dolor articular y muscular, obesidad.

Contraindicaciones: Gastritis, hemorroides, alergia a los compuestos de la pimienta.

Modo de empleo: Uso interno - Se usa como especia para mejorar la digestión y acelerar el metabolismo, como ayuda en dietas de adelgazamiento.

Uso externo - El aceite esencial de pimienta negra se puede agregar a un aceite portador para dar masajes. Unas 10 gotas del aceite esencial por una cucharada del aceite portador. Calma los dolores musculares o articulares.

Pino

El pino es originario de los países del mediterráneo, y se puede encontrar tanto a nivel del mar como en montañas de cierta altura. Es uno de los árboles mas extendidos por todo el mundo, considerándose en ocasiones una especie invasora que desplaza a las autóctonas. Puede llegar a alcanzar los 30 metros de altura, aunque es más común verlo retorcido en zonas de fuertes vientos. De la destilación de sus hojas y yemas, se extrae una aceite esencial utilizado para aliviar el reuma y catarros.

Nombre científico: Pinus pinaster.

Nombres comunes: Pino carrasco, pino rodeno.

Nombres en inglés: Maritime pine, cluster pine.

Partes de la planta utilizadas: Hojas.

Composición: Ácido diterpénico, trementina, aceite esencial.

Acción farmacológica: Rubefaciente, expectorante, mucolítico.

Indicaciones: Neuralgia, catarros, reuma.

Contraindicaciones: No utilizar el aceite esencial durante el embarazo ni el periodo de lactancia.

Advertencias: El aceite esencial puede provocar reacciones alérgicas en personas sensibles. Exclusivamente para uso externo.

Modo de empleo: El aceite esencial se puede añadir a un aceite base para masajes antirreumáticos. Para el exceso de mucosidad en catarros, hervir un poco de agua y agregar unas gotas del aceite esencial. Inhalar los vapores hasta que afloje la mucosidad. No más de una vez al día.

Primavera

El hábitat de la primavera comprende la mayor parte de las regiones templadas de Europa y Asia, excepto las zonas más septentrionales, incluido el norte de Escocia.

Es una planta herbácea, perenne de crecimiento bajo que forma una roseta de hojas de entre 5-15 cm de largo y 2-6 cm de ancho.

Las flores amarillo intenso surgen entre los meses de abril y mayo formando ramillete de 10 a 30 flores sobre un único tallo de 5 a 20 cm de alto, cada flor tiene entre 9 y 15 mm de anchura.

Nombre científico: Primula veris L.

Nombres comunes: Vellorita, clavelina, hierba de San José.

Nombres en inglés: Cowslip, cowslip primrose.

Partes de la planta utilizadas: Flores y raíces.

Composición: Flavonoides, saponina.

Acción farmacológica: Antifúngico, expectorante, mucolítico.

Indicaciones: Catarros, mucosidad, bronquitis, asma, tos.

Contraindicaciones: Problemas estomacales.

Modo de empleo: Calentar 1/4 de litro de agua con 1 cucharadita de primavera y hervir 5 minutos. Dejar reposar 10 minutos más. Tomar 3 tazas al día.

Reishi

El reishi es un hongo que crece en la zona más al norte de los bosques orientales. Se encuentra distribuido por todo el mundo, tanto en zonas tropicales como templadas, incluyendo Norteamérica, Sudamérica, África, Europa y Asia.

Crece como un parásito sobre una gran variedad de árboles. Es un hongo suave, coriáceo, y plano, con un sombrero conspicuo rojo barniz, arriñonado en forma de tapa y, según la edad del ejemplar, de color blanco o marrón en la zona de los poros.

Nombre científico: Ganoderma lucidum.

Nombres comunes: Ganoderma, hongo pipa, hongo michoacano.

Nombres en inglés: Lingzhi mushroom.

Partes de la planta utilizadas: Carpóforos.

Composición: Triterpenos, polisacáridos, esteroides.

Acción farmacológica: Hepatoprotector, antiinflamatorio, inmunoestimulante, hipoglucemiante, antihistamínico.

Indicaciones: Alergia, artrosis, hepatitis, cirrosis, diabetes, inmunodeficiencias.

Contraindicaciones: No se conocen.

Advertencias: Consultar con el médico antes de utilizar reishi si se padece diabetes.

Modo de empleo: Preparados en diversos formatos, como cápsulas de extracto de reishi, de venta en dietéticas y tiendas especializadas. Seguir las indicaciones del producto para su uso.

Ricino

El ricino, conocido también como higuerilla, es un arbusto que crece como "mala hierba" en los bordes de los caminos. Hasta no hace mucho, el aceite de ricino era tan popular como el aceite de hígado de bacalao. No faltaba en las casas este aceite, que se daba a los niños para el empacho o estreñimiento. Dejó de utilizarse en favor de otros fármacos. Actualmente se encuentra en cosméticos, con el nombre inglés *castor oil*, mal traducido como aceite de castor, aunque no tenga ninguna relación con ese animal. Se trata del aceite extraído de las semillas de ricino.

Nombre científico: Ricinus communis L.

Nombres comunes: Higuerilla, castor, higuera del diablo, palma de cristo.

Nombres en inglés: Castor bean, castor oil plant.

Partes de la planta utilizadas: Semillas.

Composición: Ácido ricinoleico, ricina, proteínas, minerales.

Acción farmacológica: Purgante, desintoxicante, hidratante, antifúngico, antiinflamatorio.

Indicaciones: Onicomicosis, empacho, intoxicación, piel seca, alopecia.

Contraindicaciones: No se conocen.

Modo de empleo: Uso interno - Adquirir únicamente aceite de ricino de farmacia y seguir las instrucciones.

Uso externo - Está relegado prácticamente a la cosmética natural y como portador de aceites esenciales.

Romero

El hábitat natural del romero es la región mediterránea del sur de Europa, norte de África y también en Asia Menor.

El romero es un arbusto leñoso de hojas perennes muy ramificado, puede llegar a medir 2 metros de altura.

Lo encontramos de color verde todo el año, con tallos jóvenes borrosos (aunque la borra se pierde al crecer) y tallos leñosos de color rojizo y con la corteza resquebrajada.

Nombre científico: Rosmarinus officinalis.

Nombres comunes: Rosmarino, rosa de mar, bendito.

Nombres en inglés: Rosemary.

Partes de la planta utilizadas: Hojas.

Composición: Ácido rosmarínico, aceite esencial, taninos.

Acción farmacológica: Colerético, digestivo, venotónico, estimulante.

Indicaciones: Trastornos digestivos, insuficiencia hepatobiliar, problemas circulatorios, astenia.

Contraindicaciones: No consumir romero si se padece de obstrucción de los conductos biliares.

Modo de empleo: Calentar 1 cucharadita de romero en 1/4 de litro de agua hasta que hierva y dejar reposar 5 minutos. Tomar 2 tazas, 1 en el desayuno y otra en la comida.

Rosa mosqueta

La rosa mosqueta es un arbusto silvestre de la familia de las rosáceas.

Es una planta nativa de Europa, donde se cultiva sobre todo en el Reino Unido por su bella flor de color rosa pálido.

También se encuentra en estado silvestre en las estribaciones de la región sur de la Cordillera de los Andes, tanto en Chile como Argentina, y en el piedemonte mendocino.

Sus frutos se utilizan para la confección de dulces y mermeladas, y el aceite extraído de sus semillas se aprovecha en cosmética.

Nombre científico: Rosa affinis rubiginosa L.

Nombres comunes: Eglantina rosa, rosa del campo.

Nombres en inglés: Sweet briar, eglantine.

Partes de la planta utilizadas: Semillas.

Composición: Ácido linoleico, ácido linolénico.

Acción farmacológica: Cicatrizante, astringente, emoliente.

Indicaciones: Cicatrices, heridas, eccema.

Contraindicaciones: No se conocen.

Modo de empleo: Aceites y cremas que contienen rosa mosqueta, de venta en dietéticas y naturistas. Seguir las indicaciones del preparado.

Ruibarbo

El ruibarbo es una planta cultivada en Europa, que llega a crecer hasta los 2-3 metros de altura. La mayor parte de la planta es tóxica, siendo los peciolos rojizos la única comestible, y la raíz de uso medicinal. Con ellos se elaboran compotas y otros dulces muy populares en el centro y norte de Europa. Tiene una alta concentración de antraquinonas, lo que le otorga un efecto laxante y purgante considerable. Una infusión de la raíz muy suave, por el contrario, tiene un efecto antidiarreico.

Nombre científico: Rheum officinale H. Bn.

Nombres comunes: Rapóntico, rabárbaro.

Nombres en inglés: Rhubarb.

Partes de la planta utilizadas: Raíz.

Composición: Derivados hidroxiantracénicos, taninos.

Acción farmacológica: Laxante, antidiarreico.

Indicaciones: Estreñimiento, diarrea.

Contraindicaciones: No utilizar ruibarbo durante el embarazo, el periodo de lactancia o si se padecen hemorragias intestinales o hemorroides.

Modo de empleo: Calentar 1/4 de litro de agua hasta hervir y añadir 1 cucharadita de ruibarbo. Dejar en infusión 5 minutos. Tomar 1 taza antes de dormir. También se puede consumir la compota de ruibarbo, si se tiene acceso al ruibarbo fresco. Utilizar solo para estreñimiento ocasional, máximo 2-3 días seguidos.

Salicaria

La salicaria es una planta herbácea originaria de Asia. Crece en zonas pantanosas, ríos y en general donde hay agua abundante. Se considera una especie invasora, siendo muy difícil de erradicar una vez ha colonizado la zona. Puede llegar a diezmar la vida acuática por la falta de oxígeno que provoca. Desde el punto de vista medicinal, se utiliza como un eficaz antidiarreico y en uso externo para problemas de la piel.

Nombre científico: Lythrum salicaria L.

Nombres comunes: Frailecillo, arroyuela.

Nombres en inglés: Purple loosestrife, purple lythrum.

Partes de la planta utilizadas: Flores.

Composición: Taninos.

Acción farmacológica: Antiséptico, cicatrizante.

Indicaciones: Diarrea, eccema.

Contraindicaciones: Problemas estomacales.

Advertencias: Utilizar la salicaria internamente siempre fuera de las comidas.

Modo de empleo: Uso interno - Hervir 1/4 de litro de agua y verter sobre 2 cucharaditas de salicaria. Dejar en infusión 10 minutos. Tomar 2-3 tazas al día.

Uso externo - Hervir 50 gramos de salicaria en 1 litro de agua. Una vez fría, aplicar en la zona mediante compresas o gasas.

Salvia

La salvia es una planta perenne aromática de hasta 70 cm de altura de la familia de las Labiadas. Tallos erectos y pubescentes. Hojas pecioladas, oblongas y ovales, raramente lanceoladas, con la nervadura bien marcada. Flores blanco-violáceas en racimos, con corola de hasta 3 cm, cuyo labio superior es casi recto; el cáliz es más pequeño que la corola con tonalidades purpúreas.

Se encuentra en la Europa Mediterránea, en sitios rocosos y herbazales secos, desde el nivel del mar hasta zonas montañosas. Tiene preferencia por los terrenos poco productivos y poco fértiles. En España predomina la variedad lavandulifolia.

Nombre científico: Salvia officinalis L.

Nombres comunes: Salima, hierba del mudo, celima.

Nombres en inglés: Sage, garden sage.

Partes de la planta utilizadas: Hojas.

Composición: Flavonoides, taninos, aceite esencial, ácido rosmarínico.

Acción farmacológica: Antitranspirante, astringente, antiséptico.

Indicaciones: Sudor en exceso, faringitis, estomatitis.

Contraindicaciones: Evitar el consumo de salvia durante el embarazo y el periodo de lactancia.

Modo de empleo: Calentar 2 cucharaditas de salvia en 1/4 de litro de agua hasta que hierva y dejar que enfríe un poco. Hacer gargarismos varias veces al día.

Saponaria

La saponaria, también conocida como jabonera, es una especie perteneciente a la familia Caryophyllaceae, nativa de Europa central y meridional, se ha aclimatado en el sudoeste de Asia y Norteamérica, donde crece en taludes y bordes de los caminos.

Es una planta herbácea vivaz y perenne con rizoma subterráneo y raíces laterales. El tallo es robusto y erecto, alcanzando una altura de 30-60 cm. Las hojas son lanceoladas, glabras, de 3-5 cm de longitud y de color verde pálido. Las flores son de color violeta o rosa pálido y son aromáticas. La corola tiene cinco pétalos tubulares y el cáliz cilíndrico. El fruto es una cápsula oblonga con numerosas semillas.

Nombre científico: Saponaria officinalis L.

Nombres comunes: Jabonera, hierba de los bataneros, albata.

Nombres en inglés: Soapwort, soapweed.

Partes de la planta utilizadas: Raíces.

Composición: Saponina.

Acción farmacológica: Antitusivo, antiinflamatorio, expectorante.

Indicaciones: Catarros, tos, mucosidad.

Contraindicaciones: No se conocen.

Modo de empleo: Calentar 1 cucharadita de saponaria en 1/4 de litro de agua hasta que hierva y dejar en infusión 5 minutos. Tomar 1 taza al día 1/2 hora antes de la comida.

Sauce

La corteza de sauce ha sido mencionada en antiguos textos de Asiria, Sumeria y Egipto como un remedio contra los dolores y fiebre, y el médico griego **Hipócrates**, escribió acerca de sus propiedades medicinales hacia el siglo V a. C.

Los indígenas americanos centraron en ella la base de sus tratamientos médicos.

El extracto activo de la corteza llamado salicina, fue aislado en su forma cristalina en 1828 por Henry Leroux, -un farmacéutico francés- y Rafaelle Piria -un químico italiano- quien entonces tuvo éxito en separar el ácido en su estado puro.

Nombre científico: Salix sp.

Nombres comunes: Salguero, sauce blanco.

Nombres en inglés: Willow, sallows.

Partes de la planta utilizadas: Corteza.

Composición: Salicina, taninos, flavonoides.

Acción farmacológica: Analgésico, antiinflamatorio.

Indicaciones: Fiebre, reuma, cefalea, dolores.

Contraindicaciones: Hipersensibilidad a la la salicina.

Modo de empleo: Calentar 2 cucharaditas de sauce en 1/4 de litro de agua hasta que hierva y dejar en infusión 5 minutos. Tomar 3 tazas al día después de las comidas.

Saúco

El saúco se distribuye por Europa, noroeste de África, sudoeste de Asia. Es comúnmente conocido como saúco o caúco negro. Crece en variedad de condiciones ambientales, tanto en suelo húmedo como seco, primariamente en locaciones soleadas. Es un arbusto de 4-6 m (raramente 10 m) de altura. Tronco con corteza suberosa y ramas con médula blanquecina muy desarrollada.

Hojas en arreglos en pares opuestos, de 1-3 cm de largo, pinnadas con 5-7 (raramente 9) foliolos, cada uno de 5-12 cm de largo y 3-5 cm de ancho, con margen serrado. Las flores en grandes corimbos de 10-25 cm de diámetro, a mediados de verano, flores individuales blancas, 5-6 mm, con 5 pétalos. Fruto negro-púrpura de 3-5 mm, en grupos caedizos a fines del otoño. Son importante alimento de muchas aves.

Nombre científico: Sambucus nigra L.

Nombres comunes: Canillero, yezgo, sabugo.

Nombres en inglés: Elder, elderberry.

Partes de la planta utilizadas: Flores, frutos.

Composición: Aceite esencial, taninos, flavonoides.

Acción farmacológica: Febrífugo, diurético, sudorífico.

Indicaciones: Resfriado, fiebre, gripe.

Contraindicaciones: No se conocen.

Modo de empleo: Calentar 2 cucharaditas de flores de saúco en 1/4 de litro de agua hasta que hierva y dejar en infusión 5 minutos. Tomar de 2 a 3 tazas al día.

Shiitake

El shiitake, que en japonés significa *hongo del árbol shii*, es un hongo de origen asiático muy apreciado en cocina y medicina china. Debido al creciente interés, el shiitake se cultiva ahora por todo el mundo. Es junto con el reishi, los dos hongos más importantes en medicina natural. Los veganos conocen el shiitake por contener vitamina D. Uno de los compuestos más importantes del shiitake es el lentinano, pero su absorción a través del tracto digestivo es muy baja. Experimentalmente se ha utilizado el lentinano por vía intravenosa como coadyuvante en tratamientos del cáncer con buenos resultados.

Nombre científico: Lentinus edodes.

Nombres comunes: Hongo del árbol shii.

Nombres en inglés: Shiitake.

Partes de la planta utilizadas: Micelios.

Composición: Vitaminas, minerales, polisacáridos, grasas, proteínas.

Acción farmacológica: Hipotensor, inmunoestimulante, antiviral.

Indicaciones: Inmunodeficiencias, gripe, herpes, hipertensión.

Contraindicaciones: Ninguna conocida.

Advertencias: El contacto directo con el hongo shiitake puede provocar alergia en personas sensibles.

Modo de empleo: Consumido como alimento añadido a las comidas o en extracto, de venta en tiendas naturistas.

Soja

La soja es una especie de la familia de las leguminosas (Fabaceae) cultivada por sus semillas, de alto contenido en aceite y proteína.

El grano de soja y sus subproductos (aceite y harina, principalmente) se utilizan en la alimentación humana y del ganado.

Esta especie es originaria de China, y su nombre (soy) viene del Japón.

Es una fuente de proteínas de alta calidad y ayuda en las épocas de estudio.

Nombre científico: Glycine max L.

Nombres comunes: Soya, fríjol soya.

Nombres en inglés: Soybean, soya bean.

Partes de la planta utilizadas: Semillas.

Composición: Isoflavonas, lecitina, fosfolípidos.

Acción farmacológica: Estrogénico, hepatoprotector, hipolipemiante.

Indicaciones: Hipercolesteremia, trastornos hepáticos, menopausia, osteoporosis.

Contraindicaciones: Puede provocar dolores estomacales y diarrea en personas sensibles.

Modo de empleo: En forma de lecitina, leche y otros derivados.

Tila

El árbol de la tila pertenece a la familia de las malváceas. Tiene un buen volumen, alcanzando entre 20 y 40 m de altura, con fustes rectos de hasta un metro de diámetro.

Es caducifolio, con hojas cordiformes, con el borde aserrado, de hasta 20 cm de ancho, de color verde oscuro en el haz y verde claro plateado en el envés, fuertemente aromáticas.

Las flores de este árbol, que desprenden un fuerte aroma, tienen forma de pequeños racimos amarillos con una bráctea alargada.

Estas son utilizadas en fitoterapia y es a lo que llamamos tila.

Nombre científico: Tilia platyphyllos Scop.

Nombres comunes: Tillón, tilo de Holanda.

Nombres en inglés: Linden, largeleaf linden.

Partes de la planta utilizadas: Flores.

Composición: Fenol, flavonoides, aceite esencial, tanino.

Acción farmacológica: Febrífugo, ansiolítico, sedante.

Indicaciones: Resfriado, fiebre, ansiedad, estrés, nerviosismo.

Contraindicaciones: No se conocen.

Modo de empleo: Calentar 1/4 de litro de agua hasta que hierva y verter sobre 2 cucharaditas de tila y dejar en infusión 10 minutos. Tomar 2-3 tazas al día.

Tomillo

El tomillo es una planta perenne, de tallo leñoso, de escasa altura, que vive en suelos pobres y pedregosos de regiones secas.

Sus hojas son diminutas y poseen esencias aromáticas.

Los antiguos egipcios utilizaban esta hierba en los embalsamamientos.

Los griegos la utilizaban en sus baños y la quemaban como incienso en sus templos.

Se cree que su extensión por toda Europa, se debe a los romanos y el uso que de el hacían para purificar sus viviendas.

Nombre científico: Thymus vulgaris L.

Nombres comunes: Tremoncillo, timo, senserina.

Nombres en inglés: Thyme, garden thyme.

Partes de la planta utilizadas: Flores y hojas.

Composición: Flavonoides, aceite esencial, tanino.

Acción farmacológica: Mucolítico, antifúngico, expectorante, antiséptico.

Indicaciones: Bronquitis, tos.

Contraindicaciones: No usar tomillo durante el embarazo.

Modo de empleo: Calentar 1/4 de litro de agua hasta que hierva. Añadir 2 cucharaditas de tomillo y dejar 10 minutos en infusión. Tomar 3 tazas al día después de las comidas.

Trébol de agua

El trébol de agua se encuentra en zonas pantanosas de Europa y Norteamérica.

Su característica flor está compuesta de 5 pétalos de color blanco.

El nombre científico "trifoliata" hace referencia al número de sus hojas, que son tres.

Las hojas son utilizadas en fitoterapia por su composición, que favorece la digestión y mejora los casos de inapetencia.

Nombre científico: Menyanthes trifoliata L.

Nombres comunes: Trébol de río.

Nombres en inglés: Bogbean, buckbean.

Partes de la planta utilizadas: Hojas.

Composición: Tanino, flavonoides, heterósidos, cumarina.

Acción farmacológica: Colerético, digestivo, hepatoprotector.

Indicaciones: Dispepsia, astenia, inapetencia.

Contraindicaciones: No se conocen.

Modo de empleo: Hervir una taza de agua y añadir una cucharadita de trébol de agua. Dejar en infusión 10 minutos. Tomar de 2 a 3 tazas al día.

Trébol rojo

El trébol rojo es una planta herbácea perteneciente a la familia de las leguminosas.

Es una planta caracterizada por poseer solo 3 hojas, (de ahí su nombre en latín), y una flor con un color que va del violeta al rojizo.

Actualmente se encuentra distribuida por todo el mundo, aunque es en Europa donde más se cultiva como planta forrajera, superando en rendimiento incluso a la alfalfa.

Su utilización como planta medicinal es relativamente reciente comparado con su uso como alimento para el ganado.

Nombre científico: Trifolium pratense L.

Nombres comunes: Hierba de las cataratas, chupón, berrillo.

Nombres en inglés: Red clover.

Partes de la planta utilizadas: Flores.

Composición: Isoflavonas.

Acción farmacológica: Hipolipemiante, estrogénico.

Indicaciones: Menopausia, osteoporosis, hiperlipidemia.

Contraindicaciones: No consumir trébol rojo durante el embarazo ni en el periodo de lactancia.

Modo de empleo: Extractos y preparados de trébol rojo, de venta en dietéticas y tiendas especializadas. Es preferible varias tomas al día que una sola.

Tusílago

El tusílago es la única especie del género Tussilago de plantas de flores perteneciente a la familia Asteraceae. Son nativos de Eurasia. Aunque también es común en Norteamérica y Sudamérica donde se cultivan por su uso medicinal.

Es una planta herbácea perenne se planta por semillas o rizomas. Se agrupan en colonias de docenas de plantas. Sus hojas son grandes, cordadas de perfil anguloso, son de color verde blanquecino al nacer y verdes al envejecer. Los tallos florales se desarrollan antes que aparezcan las hojas, son carnosos, esponjosos y con escamas. Las flores se agrupan en capítulos de color amarillo dorado.

Nombre científico: Tussilago farfara L.

Nombres comunes: Uña de asno, fárfara, sombrerera.

Nombres en inglés: Coltsfoot.

Partes de la planta utilizadas: Hojas.

Composición: Mucílago, flavonoides, inulina.

Acción farmacológica: Antitusivo, antiinflamatorio.

Indicaciones: Ronquera, tos, catarros.

Contraindicaciones: Evitar el consumo de tusílago durante el embarazo, lactancia y si se padecen trastornos hepáticos.

Modo de empleo: Calentar 1/4 de litro de agua hasta que hierva y verter sobre 2 cucharaditas de tusílago y dejar en infusión 10 minutos. Tomar 3 tazas al día, con un poco de miel.

Ulmaria

La ulmaria tiene hojas basales con 5 pares de foliolos, que miden unos 2 cm. Pétalos más pequeños, de 2-5 mm.

Pelosa, perenne, de tallos simples o ramosos de hasta 2 m. Raíces sin tubérculos.

La inflorescencia suele ser más larga que ancha. Flores blancas con estambres, mayores que los pétalos. Florece de Junio a Julio.

Habita en lugares muy húmedos, pantanos, prados higroturbosos en toda Europa.

Nombre científico: Filipendula ulmaria (L.) Maxim.

Nombres comunes: Reina de los prados, filipéndula, altarreina.

Nombres en inglés: Meadowsweet, mead wort.

Partes de la planta utilizadas: Flores.

Composición: Salicilato de metilo, flavonoides, taninos, aceite esencial.

Acción farmacológica: Sudorífico, diurético, analgésico.

Indicaciones: Resfriado, fiebre.

Contraindicaciones: Hipersensibilidad al salicilato.

Modo de empleo: Calentar 1/4 de litro de agua hasta que hierva y verter sobre 2 cucharaditas de ulmaria y dejar en infusión 10 minutos. Tomar 2 tazas al día.

Uva de gato

La uva de gato es una planta suculenta originaria de la cuenca mediterránea y distribuida por casi toda Europa. Su hábitat natural es en paredes, y rocas a media sombra. En raras ocasiones supera los 25 centímetros de altura, extendiéndose más de forma horizontal formando un manto. El interés por esta planta en fitoterapia viene por sus propiedades astringente y antiinflamatoria. Alivia los casos de hemorroides desinflamando y refrescando la zona.

Nombre científico: Sedum album L.

Nombres comunes: Arroz de pajaritos, vermicularia, crespinillo.

Nombres en inglés: White stonecrop.

Partes de la planta utilizadas: Planta completa.

Composición: Taninos, mucílagos, sales minerales.

Acción farmacológica: Antiinflamatorio, astringente, vulnerario.

Indicaciones: Hemorroides, úlceras, heridas.

Contraindicaciones: No se conocen

Advertencias: Solo para uso externo.

Modo de empleo: En una licuadora agregar 2 cucharadas de uva de gato y medio vaso de agua. Licuar todo y luego pasar por un colador. Empapar una compresa con el líquido y aplicar en la zona de las hemorroides. Para cicatrizar heridas se aplican las compresas en forma de cataplasma, pero del licuado de la planta sin añadir agua.

Valeriana

La valeriana es una planta perenne, perteneciente a la familia de las Valerianáceas.

Tiene un tallo simple que alcanza los 20-120 cm de altura.

Las hojas son pinnadas con foliolos dentados.

Las flores son pequeñas de color rosa pálido, producidas en un denso corimbo terminal en primavera y verano.

Nombre científico: Valeriana officinalis L.

Nombres comunes: Hierba de los gatos, alfeñique, turpu.

Nombres en inglés: Valerian.

Partes de la planta utilizadas: Raíces.

Composición: Ácido valerénico, valepotriato, aceite esencial.

Acción farmacológica: Ansiolítico, sedante.

Indicaciones: Insomnio, ansiedad.

Contraindicaciones: No administrar valeriana a niños menores de 5 años.

Modo de empleo: Calentar 1/4 de litro de agua hasta que hierva y verter sobre 2 cucharaditas de Valeriana. Dejar en infusión 10 minutos. Tomar 1 taza un rato antes de ir a dormir. El método más efectivo es tomarla valeriana en cápsulas o tabletas, de venta en dietéticas y naturistas.

Vara de oro

La vara de oro es una planta perenne que llega a alcanzar más de 1 metro de altura.

Es originaria de los países árabes, donde fue utilizada por la medicina tradicional. Actualmente se encuentra distribuida por toda Europa, especialmente cultivada en jardines por su floración veraniega.

En la fitoterapia actual, se utiliza sola o en combinación con otras plantas para problemas del tracto urinario.

Nombre científico: Solidago virgaurea L.

Nombres comunes: Plumero de oro, solidago, vara de San José.

Nombres en inglés: Goldenrod, woundwort.

Partes de la planta utilizadas: Flores.

Composición: Fenol, triterpenos, flavonoides.

Acción farmacológica: Antiséptico, antiinflamatorio, antifúngico.

Indicaciones: Infecciones urinarias, inflamación renal.

Contraindicaciones: No utilizar vara de oro en casos de insuficiencia renal o cardíaca. Ante la duda, es preferible consultar con el médico antes de su uso.

Modo de empleo: Hervir 1/4 de litro de agua y verter sobre 2 cucharaditas de vara de oro. Dejar en infusión 10 minutos. Tomar 2-3 tazas al día, la última de ellas 2-3 horas antes de dormir como mínimo, para evitar la continua sensación de orinar toda la noche.

Verbena

La verbena es una planta herbácea originaria del sur de Europa, aunque está distribuida por casi todo el mundo.

Crece en bordes de caminos y en terrenos húmedos. Puede llegar a medir 1 metro de altura en su hábitat natural.

Sus flores diminutas, varían de un color blanco al violeta claro.

Son esas flores precisamente las que tienen utilidad en fitoterapia.

Sus efectos son sobre todo antitusivo y antiinflamatorio, especialmente para aliviar problemas respiratorios.

Nombre científico: Verbena officinalis L.

Nombres comunes: Hierba sagrada, hierba santa.

Nombres en inglés: Verbena, vervain.

Partes de la planta utilizadas: Flores.

Composición: Flavonoides, iridoides, aceite esencial.

Acción farmacológica: Antitusivo, antiinflamatorio, analgésico.

Indicaciones: Faringitis, tos, bronquitis.

Contraindicaciones: No utilizar si se padece de hipotiroidismo.

Advertencias: Evitar el uso durante el embarazo y el periodo de lactancia.

Modo de empleo: Hervir una taza de agua y añadir una cucharadita de la planta. Dejar en infusión 10 minutos. Tomar 3 tazas al día. También se pueden hacer gárgaras con el líquido, dejándolo enfriar a temperatura ambiente.

Vid

La vid es una planta de la familia de las vitáceas, con tronco retorcido, vástagos nudosos y flexibles, hojas alternas, pecioladas, grandes y partidas en cinco lóbulos puntiagudos, flores verdosas en racimos, y cuyo fruto es la uva.

Originaria de Asia, se cultiva en todas las regiones templadas.

La uva es una de las frutas con más alto contenido en antioxidantes naturales, especialmente las variedades de color oscuro.

Nombre científico: Vitis vinifera L.

Nombres comunes: Viña, parra, vidueño.

Nombres en inglés: Grape vine.

Partes de la planta utilizadas: Semillas, hojas.

Composición: Antocianina, polifenol.

Acción farmacológica: Astringente, venotónico, antioxidante.

Indicaciones: Hemorroides, varices, blefaritis.

Contraindicaciones: No se conocen.

Modo de empleo: Calentar 1/4 de litro de agua hasta que hierva y verter sobre 2 cucharaditas de vid y dejar en infusión 10 minutos. Tomar 3 tazas al día después de cada comida. En uso externo, en forma de cremas que contienen compuestos de la vid.

Vulneraria

La vulneraria es una planta anual originaria de Europa.

Su hábitat natural es en zonas secas y bordes de caminos, donde puede alcanzar los 50 centímetros de altura.

El color de sus flores puede variar entre el amarillo y el anaranjado, dependiendo de la composición del terreno donde se encuentre.

Su nombre significa "que cura heridas". Esa es precisamente la utilidad que se le da en fitoterapia, por sus propiedades antiséptica y cicatrizante.

Nombre científico: Anthyllis vulneraria L.

Nombres comunes: Pitiflor blanca, hierba de la cuchillada.

Nombres en inglés: Kidney vetch.

Partes de la planta utilizadas: Flores.

Composición: Mucílagos, flavonoides, saponina, tanino.

Acción farmacológica: Antiséptico, cicatrizante.

Indicaciones: Úlceras, heridas, quemaduras.

Contraindicaciones: No se conocen.

Advertencias: Exclusivamente para uso externo.

Modo de empleo: Hervir una taza de agua y añadir una cucharadita de la planta. Dejar enfriar a temperatura ambiente y colar. Mojar una compresa de algodón en el líquido y aplicar sobre la zona a tratar, hasta que mejore.

Bibliografía

BRUNETON, Jean. *Farmacognosia*. Villar del Fresno, Ángel (trad.). 2ª ed. Zaragoza: Acribia, 2001. 1099 p. ISBN: 84-85389-83-2

ARA ROLDÁN, Alfredo. *40 plantas medicinales*. 2ª ed. Madrid: Edaf, 2003. 224 p. ISBN: 84-41412-28-6

PAMPLONA ROGER, Jorge. *Salud por las plantas medicinales*. 2ª ed. Madrid: Safeliz, 2009. 384 p. ISBN: 84-72081-06-0

BERDONCES, Josep. *Gran diccionario ilustrado de las plantas medicinales*. 1ª ed. Barcelona: Océano Ambar, 2010. 1368 p. ISBN: 84-77565-78-6

RADFORD, Joan. *Aromas que curan*. Mateovich, Delia (trad.). 1ª ed. Barcelona: Robin Book, 1997. 280 p. ISBN: 84-7927-197-3

HENSEL, Wolfgang. *Plantas medicinales*. Fortes, Mª Jesús (trad.). 1ª ed. Barcelona: Omega, 2008. 256 p. ISBN: 84-28214-79-4

GRÜNWALD, Jörg / JÄNICKE, Christof. *La farmacia verde*. Lillo Toledo, Cristina (trad.). 2ª ed. León: Everest, 2009. 416 p. ISBN: 978-84-241-1760-3

ARA ROLDÁN, Alfredo. *100 plantas medicinales escogidas*. 1ª ed. Madrid: Edaf, 1997. 384 p. ISBN: 84-41401-60-8

VANACLOCHA, Bernat / CAÑIGUERAL, Salvador. *Fitoterapia. Vademécum de prescripción*. 4ª ed. Barcelona: Masson, 2003. 1091 p. ISBN: 84-458-1220-3

HOFFMANN, David. *Atlas ilustrado de las plantas medicinales.* López López, Mª José (trad.). 1ª ed. Madrid: Susaeta, 2008. 257 p. ISBN: 84-305-6370-9

BONNIER, Gaston. *Plantas medicinales, melíferas, útiles y perjudiciales.* 1ª ed. Barcelona: Omega, 1990. 168 p. ISBN: 84-28208-83-2

BERDONCES, Josep. *Gran enciclopedia de las plantas medicinales.* 1ª ed. Madrid: Susaeta, 1998. 1020 p. ISBN: 843058496X

FONT QUER, Pío. *Plantas medicinales: el dioscórides renovado.* 1ª ed., 10ª imp. Barcelona: Península, 1999. 1184 p. ISBN: 84-83072-42-4

CASTILLO GARCÍA, Encarna / MARTÍNEZ SOLÍS, Isabel. *Manual de fitoterapia.* 1ª ed. Barcelona: Masson, 2007. 536 p. ISBN: 978-84-458-1797-1

CEBRIAN, Jordi. *Diccionario de plantas medicinales.* 1ª ed. Barcelona: RBA, 2002. 670 p. ISBN: 84-79018-41-0

FISHER, Kathleen. *Plantas medicinales para la salud.* Andrés Lleó, Ana (trad.). 1ª ed. Barcelona: Océano Ámbar, 2004. 208 p. ISBN: 84-75561-04-7

PABLO HERNÁNDEZ, Carmela de. *Plantas medicinales.* 1ª ed. Jaén: Formación Alcalá, 2010. 146 p. ISBN: 84-98910-70-6

MANTOVANI, Laura. *Plantas medicinales.* Tutor Alvariño, Pilar (trad.). 1ª ed. Madrid: Susaeta, 2006. 96 p. ISBN: 84-30556-85-0

TOMAS MELGAR, Luis. *Guía de las plantas que curan.* 1ª ed. Madrid: Libsa, 2004. 320 p. ISBN: 84-66211-23-3

DURÁN, Nuria. *Plantas medicinales. Identificación, propiedades*. 1ª ed. Barcelona: Geoestel, 2006. 64 p. ISBN: 84-96295-74-5

EDDE, Gérard. *Manual de las plantas medicinales*. Gutiérrez Planas, Francesc (trad.). 1ª ed. Palma de Mallorca: José J. de Olañeta, 1998. 180 p. ISBN: 84-76517-28-9

PÉREZ AGUSTÍ, Adolfo. *Las 200 plantas medicinales más eficaces*. 1ª ed. Madrid: Masters ediciones, 200 5. 216 p. ISBN: 84-96319-38-5

MUÑOZ, Fernando. *Plantas medicinales y aromáticas. Estudio, cultivo y procesado*. 1ª ed. Madrid: Mundi-prensa libros, 1996. 365 p. ISBN: 84-71146-24-X

REY BUENO, Mª del Mar. *Historia de las hierbas mágicas y medicinales*. 1ª ed. Madrid: Nowtilus, 2008. 302 p. ISBN: 84-97634-28-4

CLERGEAUD, Chantal y Lionel. *Aceites vegetales. Aceites de salud y belleza*. Morais, José Luis (trad.). 1ª ed. Pontevedra: Amyris ediciones, 2011. 152 p. ISBN: 978-84-939001-0-6

CECCHINI, Tina. *Las plantas medicinales*. 1ª ed. Barcelona: De vecchi ediciones, 2008. 352 p. ISBN: 84-31539-37-2

Derechos

Autoría, diseño y edición: Pedro Moreiro López.

www.ingramcontent.com/pod-product-compliance
Lightning Source LLC
Chambersburg PA
CBHW020318290526
45785CB00007B/2839